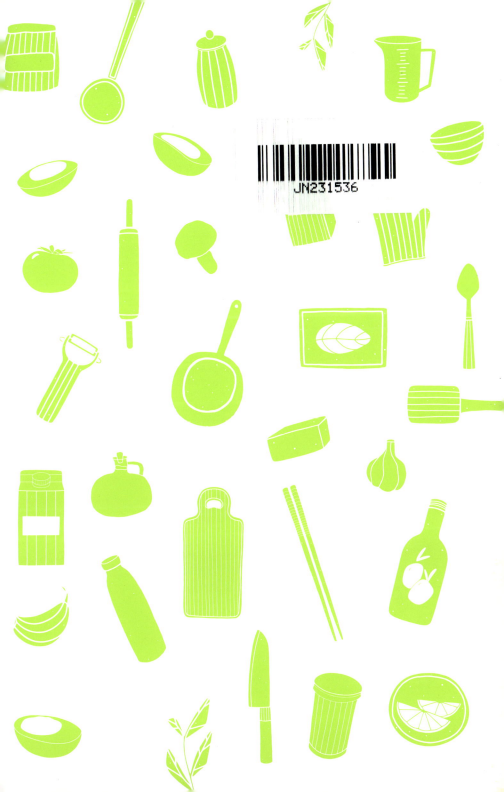

まだまだ

その調理、
9割の栄養
捨ててます！

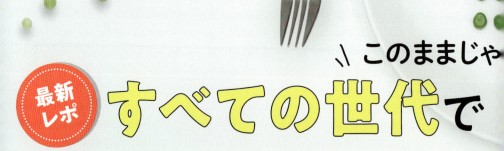

最新レポ このままじゃ すべての世代で

今や子どもから大人まで、すべての世代で低栄養が進行中！ 自分には関係ないと思っていて

「新型」ではなく「慢性型」低栄養!! 食べているつもりで飢餓状態!

　2017年の日本人の1日の平均摂取カロリーは1897 kcal。終戦直後（1946年）の1903 kcalよりも低い数字です。これは最近話題の「新型栄養失調」ではすでになく、「新型」から「慢性型」に自覚症状がないまま低栄養状態になっているということです。特にビタミンやミネラルは慢性的に足りていない人がほとんど。高齢者だけの話ではなく20～30代、40代に多く、給食世代までもが低栄養の傾向にあります。5大栄養素（タンパク質、脂質、炭水化物、ミネラル、ビタミン）がひとつでも目標値に達していなければ低栄養状態です。免疫力が低下、インフルエンザなどの感染症にもかかりやすく、万病の元となりかねないのです。

20代の時も最下位世代 栄養不足最下位は現在、30代の女性たち

　現在の食習慣でもっとも栄養状態が悪いのは30代の女性。子育てや仕事で忙しい上、20代の頃からすでに栄養状態が悪いワースト世代でした。そこから10年が経過していますが、現在はそれ以上に栄養状態が悪化しているのです。
食生活は体やライフスタイルにも大きな影響を与えます。低栄養の可能性があれば、栄養のある食べ方を見直しましょう。

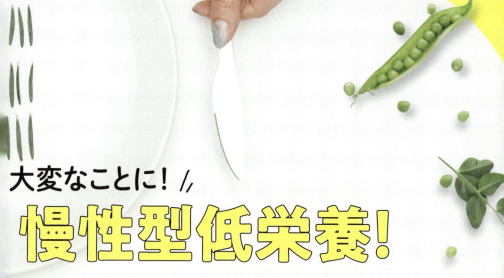

大変なことに！
慢性型低栄養！

も、もしかしたらビタミンやミネラルなどが十分に摂れていないかもしれません。

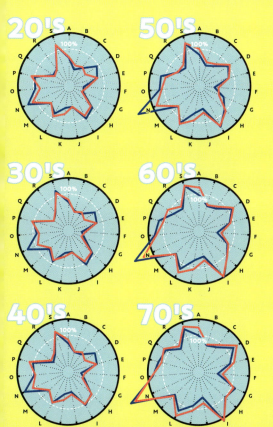

終戦直後より栄養不足は深刻！
20代から続く
「ビタミン」「ミネラル」
「カルシウム」不足は70代まで！

各年代の栄養摂取量

健康維持のために必要な推奨量を100とした場合
1日に必要な量は、個々の栄養素によって異なりますが、
およそ推奨量の80％超は必要

20～30代のグラフを見ると、ビタミンA・D・Cは男女とも目標摂取量のおよそ半分！　女性は鉄分も大幅に足りていない状態です。男性では全体的に、抗酸化ビタミンであるビタミンAがかなり不足する傾向に。またすべての世代において、骨をつくるカルシウムや、ビタミンB1、栄養成分の食物繊維が不足しています。現在の50代以降は、若い頃からしっかりとした食習慣がある人が多いのですが、現在の20～30代は「カロリー＝悪」というイメージが強く、食事回数やカロリーを減らした結果、栄養不足に陥ることも。

━━ 男性　　━━ 女性

A：カリウム	F：ビタミンA	K：ビタミンB2	P：パントテン酸
B：カルシウム	G：ビタミンD	L：ナイアシン	Q：ビタミンC
C：マグネシウム	H：ビタミンD	M：ビタミンB6	R：食物繊維
D：鉄	I：ビタミンK	N：ビタミンB12	S：たんぱく質
E：亜鉛	J：ビタミンB1	O：葉酸	

平成29年国民健康栄養調査より
推奨量については、「日本人の食事摂取基準2015」（厚生労働省）を参考に作成しています。

> 栄養不足だと
> これだけ違う！

一生使う血液の 40%
ジャンボ機の

かつての栄養欠乏症とは違う「慢性型低栄養」。ビタミンやミネラルといった栄養素

Bad

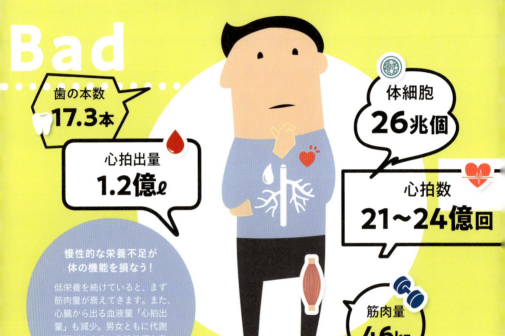

- 歯の本数 **17.3本**
- 心拍出量 **1.2億ℓ**
- 体細胞 **26兆個**
- 心拍数 **21〜24億回**
- 筋肉量 **46kg**

慢性的な栄養不足が体の機能を損なう！

低栄養を続けていると、まず筋肉量が衰えてきます。また、心臓から出る血液量「心拍出量」も減少。男女ともに代謝が下がります。自律神経も乱れがちになり、心臓への負担が増えて心拍数が上昇！

「目標量」という言葉以上に重大！
食べているつもりで"低栄養"に！

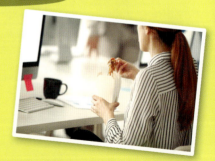

　3ページのグラフで示している栄養量はあくまでも「目標値」。自分の免疫力だけで体をガードするためには、実はこれ以上の栄養を摂る必要があるんです。それでもほぼ全世代で、目標値にすら100％に達していないのが現状。低栄養を続けると骨密度が38％もダウンするという報告もあるように、低栄養の怖いところは不調に気づかないうちに、少しずつ成長期に作った骨や筋肉の大事な体内組成、「貯筋」を切り崩していくところなのです。

数字は各種データを基にしたおおよその目安です。

燃料1年分！
8000万ℓが不足する！

りない状態が続くと、体内ではこんなことが起こってしまうんです！

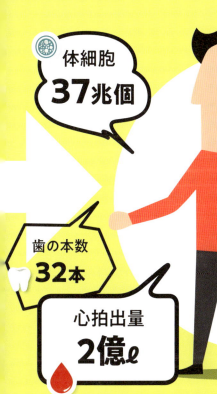

体細胞 37兆個

十分な栄養が体を「老化」から守る！
体を老化させる「活性酸素」を消すのが「抗酸化物質」ですが、体内に作り出す力は20代がピーク、40代で60%、60代ではたったの20%に低下。不足する分は、十分な栄養で補いましょう。

歯の本数 32本

心拍出量 2億ℓ

心拍数 20〜23億回

筋肉量 52.8kg

Good

食べ方は、体づくりだけでなく、人生そのものに関わる大問題！

　若い時の「栄養貯金」はそうそう長くはもってくれません。まずは、「食事抜き」をせず絶対量を確保しましょう。きちんと、朝食を抜かずに食べ続けたら、血糖値が下がったという報告もあります。今日の食べ方が明日の歯や血液、筋肉を作ってくれるのですから、健康や人生にも関わる上手な食べ方を会得することが大事！

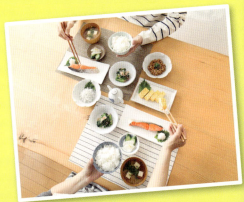

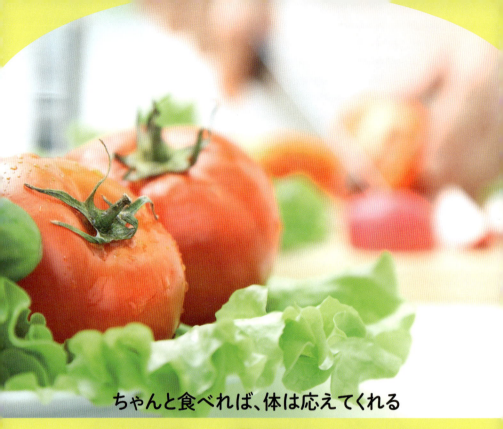

ちゃんと食べれば、体は応えてくれる

20日間で、臓器はリセット！

食べ方で、1.5倍！ 生理機能の改善効果
未来の体の貯金額は、今日の栄養で変わります

　人の体の中では、毎日1兆個もの細胞が入れ替わる「新陳代謝」が起こっています。例えば、臓器はおおよそ20日間、皮膚は30日間、血液なら120日間という期間で、ほぼすべてが生まれ変わります。つまり、私たちの体は過去の自分が摂った栄養によって日々作り変えられているのです。70歳以上でもきちんと生理機能が働いていれば、骨の細胞は3年で入れ替わります。大事なのは、栄養の吸収率。摂った栄養はすべてが吸収されるわけではありません。吸収率は意外に悪く、ビタミンB_1・66％、ビタミンB_2・64％、ビタミンB_6・75％、ビタミンCは空腹時だと34％しか体内で利用されていないのです。もともと低栄養状態では体の細胞や臓器のリセットが遅くなりがち。特にビタミンなどは、調理過程で平均50％もロスが発生します。しっかり栄養を摂れば、1.5倍の改善効果があるので、効率よく栄養貯金に回して。

体とビタミンのコンビネーション

ビタミンA
目や肌、粘膜を守ります。高い抗酸化作用やリンパ球を活性化させ免疫力を高める機能も。ニンジン、カボチャなどに豊富。

ビタミンB12
葉酸と協力して赤血球を作るほか、神経伝達を正常に保ちます。牡蠣やレバーに多く、食事中の吸収率は健康な人で約50％！

ビタミンE
ビタミンA、Cとともに強い抗酸化力があり、血液をサラサラにする効果も。ナッツやアボカドに豊富で、腎臓に保管されます。

ビタミンK
止血作用があり、カルシウムが骨から溶け出すのを抑えるビタミンK。納豆やほうれん草などに多く含まれます。

ビタミンD
骨や歯を作るカルシウムの働きを助けるほか、腎機能を整えたり、腸の働きを正常にしたりも。干ししいたけなどのきのこ類に多く含まれるほか、日光を浴びることでも増やすことができます。

ビタミンB2
脂質をエネルギーに変える、ダイエットの味方。ホルモンバランスを整える効果も。ウナギやレバー、卵に含まれています。

ビタミンB1
筋肉の疲労を取り、糖をエネルギーに変えます。神経伝達を正常に保つ効果もあり、豚肉や大豆製品などに豊富。

ビタミンB6
食べ物のタンパク質を分解して、肌や粘膜、血液、爪、骨などの材料になるのをサポート。青魚や玄米、牛乳などに含まれます。

ビタミンC
強力な抗酸化力を持ち、免疫力を高めたり、コラーゲンの生成、骨の形成サイクルをサポートします。空腹時（食間）より、食後の方が吸収率がよく、食後は80〜90％も吸収します。特に満腹時はビタミンCが継続して吸収。1日に体の中の貯蔵量から3〜6％を消費し、腸を通して、さまざまな組織に蓄積します。吸収できない分は、2〜3時間で排出されるので、毎食こまめに摂るのが理想。

ジュースや缶詰は、新

野菜の栄養価、

低栄養状態なのに「食べない」のは最悪の手段!!　丸ごとの野菜にこだわら

野菜の購入額と摂取量は比例していない
質も大事だけれど、量もなければ始まらない！

「野菜をしっかり摂っています！」という人でも、1日の摂取目標量である350gに届かない場合がほとんど。下の消費動向を見ると、サラダの購入金額は上がっているものの、野菜の平均摂取量は目標に遠く及ばない場合が多く、20～30代ではなんと目標値のマイナス約100g！ 十分な量を摂取するためには、時にはお手軽食材を取り入れつつ、栄養素を効率よく得るのが賢い方法です。

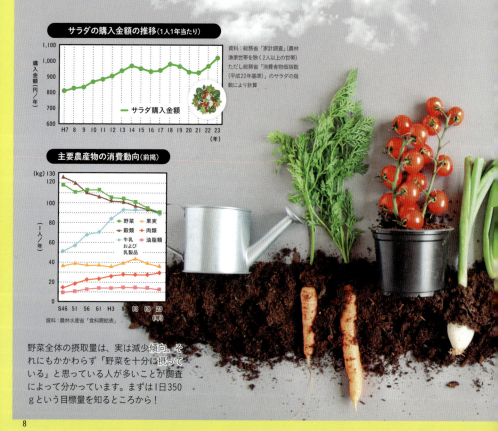

野菜全体の摂取量は、実は減少傾向。それにもかかわらず「野菜を十分に摂っている」と思っている人が多いことが調査によって分かっています。まずは1日350gという目標量を知るところから！

しい「食材」として利用を!
未来予報図

ず、まずは手軽に摂れるものも有効に利用するのが賢い食べ方なんです。

科学者が予想する、2050年までの温暖化の影響
CO_2の増加は栄養価を大きく変える

最近の気候変動も栄養に大きな影響を与えるかもしれません。アメリカで行われた研究によると、温暖化の環境で育った米は、ビタミンB_1が約17%減、葉酸が約30%減、タンパク質が約10%減など、栄養が大幅に減少するとしています。さらに、2050年までに12億人が亜鉛欠乏に悩まされることになると予想。今後ますます栄養を積極的に摂る食べ方が大事になります。

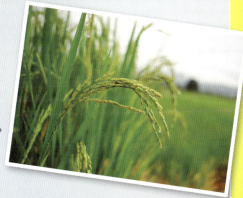

時間がない時には、缶詰やジュースを第3の食材として!
ペア食調理もマストです!

効率よく摂るなら、野菜ジュースや缶詰も利用して。確かに元の野菜と成分は大きく変わりますが、トマトジュースのリコピンやニンジンジュースのβ-カロテン、サバ缶のビタミンB_{12}など、実際の食材よりもアップする栄養成分も。ジュースや加工食品も新ジャンルの野菜ととらえて賢く取り入れて。また、タマネギのアリシンは豚肉と一緒に摂れば、吸収率がアップ、ペア食も取り入れながらカバーを!

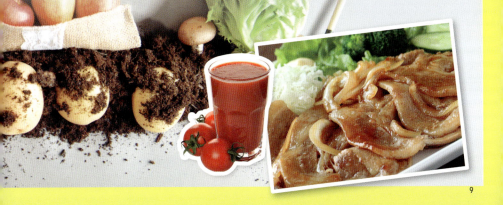

その調理、まだまだ9割の栄養捨ててます！

CONTENTS

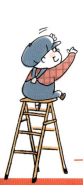

- 2 このままじゃ大変なことに！
  最新レポ すべての世代で慢性型低栄養！
- 4 栄養不足だとこれだけ違う！
  ジャンボ機の燃料1年分！
  一生使う血液の40%、8,000万ℓが不足する！
- 6 ちゃんと食べれば、体は応えてくれる
  20日間で、臓器はリセット！
- 8 ジュースや缶詰は、
  新しい「食材」として利用を！
  野菜の栄養価、未来予報図

CHAPTER 1

15 思い込みよ、さらば！
これだけで得する洗い方・切り方の新ワザ

16 栄養も調理も、切って洗うところからスタート！
食材は、もっと強くしてから食べる

- 18 トマトは種を切ると
  アミノ酸が8割ソンする
- 20 豆苗は下から6〜8cmで切ると
  1食分の栄養がお得！
- 22 タマネギは2枚目の皮をむくと、
  カルシウムほぼゼロ！
- 24 レンコンは皮ごと＆節ごとで
  最大5倍の抗酸化作用！
- 26 ゴボウは切り方で
  ポリフェノールが9倍得する！
- 28 ニンジンは切って放置すると
  ビタミンCが2倍に！
- 30 セロリは切るほどに
  抗酸化力がアップ!! 最大4倍に！
- 32 鶏胸肉は繊維を断ち切ると
  ビタミンB群が2倍に！
- 34 キュウリは皮をむくと
  カルシウムが7割ソン!!
- 36 じゃがいもはスライスで
  ミネラルが6割ダウン！
- 38 ブロッコリーは切らずに酢水さらしで
  ビタミンC最大4割アップ！
- 40 サツマイモはたわし洗いで
  カルシウムのダメージが9割！
- 42 しいたけは洗っちゃダメ！
  抗酸化成分が15%流出!!
- 44 Column 1
  包丁の切れ味で
  ピーマンの味が変わる

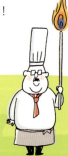

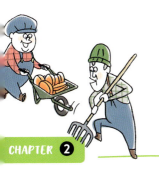 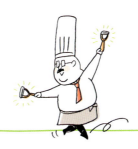 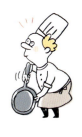

CHAPTER 2

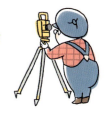

45 ちょいワザで、栄養素アップ！
目からウロコの下ごしらえのコツ

46 火を通してもスカスカ栄養にならない
ソンしない加熱のコツ

48 ニンニクはレンチンで
疲労回復効果がゼロに

50 牛肉は5秒煮るだけで
疲労回復効果が25％ダウン

52 スクランブルエッグはフタをすれば
ビタミンDが4割お得！

54 牛乳はレンジで加熱すると
ビタミンB_{12}が50％減！

56 ズッキーニは加熱すると
ビタミンEが7割ソン！

58 ほうれん草は低温蒸しで
ビタミンCが2倍にアップ！

60 栗の甘露煮はビタミンCがゼロ!!
ビタミンB群は6割ダウン！

62 昆布は沸騰してから入れると
疲労回復効果が10倍消失！

64 白菜は蒸し調理が最強
GABAが最大8倍に！

66 ひじきは鉄鍋調理で
鉄分が10倍にアップ！

68 さくらんぼは加熱すると
アントシアニンが1.5倍に！

70 大豆は水煮より蒸し豆で！
多様な成分が2倍近くアップ

71 豚肉は炒めで
ビタミンや鉄分ロスなし！

72 Column 2
体にいい油でも、
使い方を間違えると大ゾン！

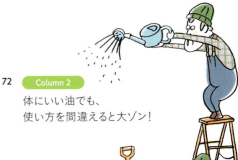
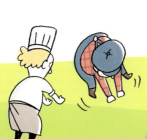
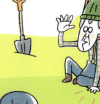

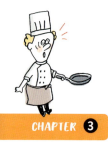 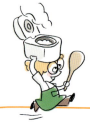 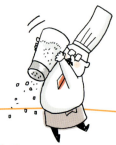

CHAPTER 3

73 そのやり方、もったいない
買った時より栄養がアップする保存のひみつ

74 冷蔵庫の中にも"席順"がある!!
体に効く食材保存のひみつ

76 大根は日光浴で生より鉄分50倍、
カルシウム23倍に

78 最強の保存しいたけは
ダブル日光浴で!
ビタミンD10倍

80 スイカは冷蔵庫NG!!
常温なら β-カロテンが1.4倍!

82 ニラは冷凍すると
ガン予防成分が最大9.6倍アップ!

84 いちごは赤いほど甘いはウソ!
七分熟しがビタミンC最強!

86 バナナは追熟で抗酸化効果が
3倍にパワーアップ!

88 ネギは乾燥させると
抗酸化力が50%ダウン!

90 夏カボチャは3ヵ月後に
β-カロテンがピーク、3.5倍に!

92 **Column 3**
牛肉・豚肉・鶏肉、
保存キングはどれ?

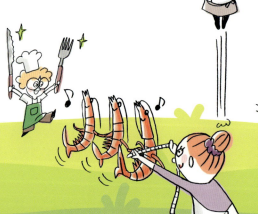 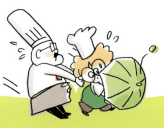

CHAPTER ❹

93 おいしく食べて、体が喜ぶ
身になる食べ方&食べ合わせ新ルール

94 ウナギに梅干しは体に悪いはウソ！
最新 体が喜ぶ食べ方のウソ・ホント

96 牡蠣は加熱すると
ビタミンB₁₂が3.5倍お得！

98 炊飯時に酢を加えると
タンパク質の消化率が10倍にアップ！

100 牛肉は脂肪カットで
ビタミンEが半分に！

102 カレイの煮付けは煮崩れで
ビタミンを4割ソンする！

104 いちごの葉を捨てると
20倍の抗酸化力をソンする！

106 サンマのEPA・DHAなら
フライパン加熱がお得！

108 もみじおろしは
8:2で混ぜると2倍お得！

109 たらこは焼きが一番
レチノールが1.5倍に！

110 目玉焼き+ニンジンで
β-カロテンが4.2倍！

111 味噌田楽なら、乳酸菌が
2倍長生き！

112 緑茶にレモンを入れると
カテキンの吸収が5倍アップ！

113 肉料理のあとのコーヒーはNG！
鉄分の吸収が50％ダウン

114 Column 4
摂れる栄養、
年代でこんなに違う！

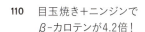
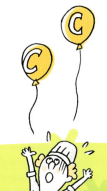
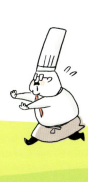
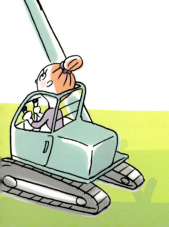
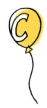
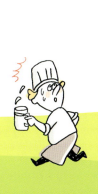

CHAPTER ⑤

115 そこに凄い栄養あり!
捨てちゃダメ! 調理ロスなしのおいしい法則

- 116 もったいないから本当に捨てちゃダメ!
  そこに9割の栄養あり!!
- 118 卵のカラザを捨てると
  母乳並みの成分をソンする!
- 120 桃の皮は捨てちゃダメ!
  実より2倍のポリフェノールが!!
- 122 エビの殻は捨てると
  牛乳の6倍のカルシウムをロス!
- 124 スイカの種を捨てると
  ビタミンB_6を9割ソン!
- 125 キャベツの芯は捨てちゃダメ
  葉の2倍のカルシウムが!
- 126 **Column 5**
  みかんの皮には実の80倍の
  ビフィズス菌活性力

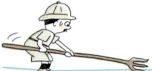

CHAPTER ⑥

127 目的別で賢い食材選び
思い込みはソンのモト どっちの食材でSHOW

- 128 教科書じゃ教えてくれない
  おいしく食べるための賢い選択
- 130 イクラとすじこ
  栄養価が高いのはどっち?
- 131 味噌汁に入れるなら
  木綿豆腐と絹豆腐どっちがお得?
- 132 キャベツにかけるなら
  和風? フレンチ? マヨ?
- 133 巨峰とデラウェア
  ポリフェノールが得するのはどっち?
- 134 カレーライスの煮込み用の水
  得するのは軟水? 硬水?
- 135 疲労回復力が高いのは
  赤レタス? 緑レタス?
- 136 純ココアとコーヒー
  毎日飲むならどっち?
- 137 買いおきのグレープフルーツ
  食べるなら赤? 白?
- 138 ししとうは夏と秋
  どっちがお得?
- 139 緑キウイVS黄色キウイ
  抗酸化力が高いのはどっち?
- 140 しらたきとこんにゃく
  煮物で得するのはどっち?
- 141 お好み焼き
  関西風と広島風どっちがお得?

- 142 一度覚えれば、一生ロスなし
  ビタミン&ミネラル お得な食べ方5つのルール!!
- 143 INDEX

※本書における数字データはおおよその平均目安です。野菜個々の大きさや季節によって多少の誤差があります。

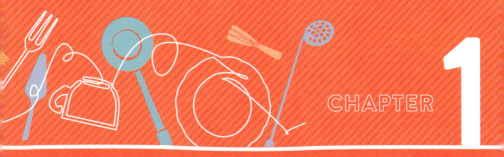

CHAPTER 1

＼ 思い込みよ、さらば！ ／

これだけで得する洗い方・切り方の新ワザ

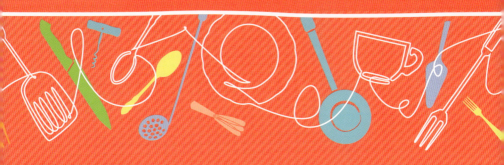

CHAPTER 1

栄養も調理も、切って洗
食材は、もっと

食材を洗う、切る。何気なくやっていますが、そこでも栄養をロスしているか

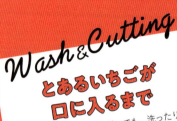

Wash & Cutting
とあるいちごが口に入るまで

ビタミンCが豊富ないちご。でも、洗ったり切ったりしているうちに大事なビタミンCをロスしているかもしれません。

洗い方のコツ①

洗い方で15～20%のロス！
栄養ロスの始まりは
洗い方で決まる

　食材を洗う時のコツは、まずは手早く。そしてヘタや皮などを切り落としたり、細かく切ってから洗うと、切り口から栄養成分が流れ出てしまうことがあります。洗う時は「切らずに丸ごと」が鉄則です！

手早く栄養防御ができる必殺の洗い方

いちごは少しの衝撃でも傷みやすいため、流水ではなく、ボウルに張った水にお酢を入れて優しくかき混ぜて洗います。汚れがボウルの底に沈んだら手ですくって、ペーパータオルの上にのせて水気を切って。

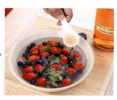

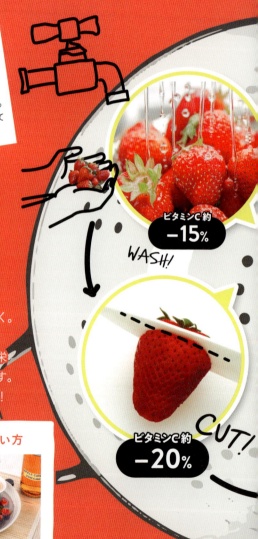

WASH!
ビタミンC約 **−15%**

CUT!
ビタミンC約 **−20%**

CHAPTER ① これだけで得する 洗い方・切り方の新ワザ

16

うところからスタート！
強くしてから食べる

もしれません。栄養を失いやすい食材では、洗う、切るだけで栄養が半分以下に！

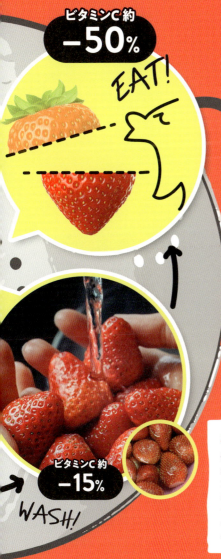

ビタミンC 約 −50%
EAT!

ビタミンC 約 −15%
WASH!

切り方のコツ②

みじん切り、角切り、乱切り
切り方によって栄養も
保存期間も変わる

　食材の栄養成分は、細かく切るとロスが多いので注意が必要です。表面積が多いと水に触れたり、加熱の際に水溶性の栄養成分が大幅に減る上、細かく切ると呼吸数が増え、約20％酸化のスピードを早めます。ビタミンやミネラルなどの栄養成分を摂りたいなら、細かくしない方がベター。また、野菜や果物のポリフェノール類は、皮や、皮のすぐ下に多いことがほとんど。皮ごと食べられる食材は、しっかり洗って丸ごといただく方が断然お得です。ただし、ネギ類のアリシンなど、切った方がUPする栄養成分もあるので、食材ごとに特徴を確認しましょう。

ニンジンを作り置きにするなら輪切り一択！

切り方で保存できる期間も変わってしまうんです。ニンジンの場合、輪切りと縦切りでは、5倍以上も酸化の早さが変わってしまいます。すぐ食べるなら乱切り、時間が少し経ってから食べるなら輪切りがおすすめ。

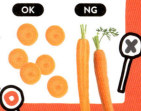

OK　　NG

17

トマトは種を切ると アミノ酸が8割ソンする

CHAPTER ❶ これだけで得する 洗い方・切り方の新ワザ

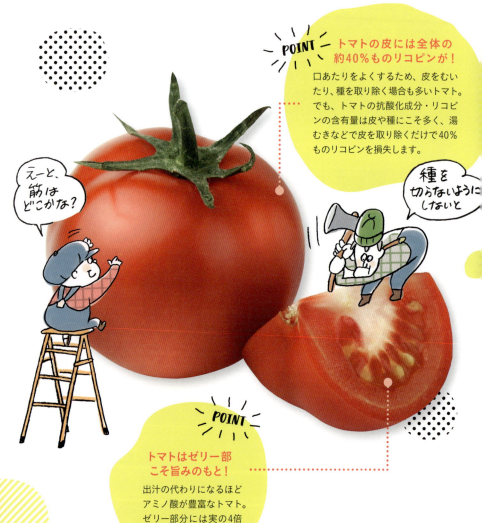

POINT
トマトの皮には全体の約40％ものリコピンが！
口あたりをよくするため、皮をむいたり、種を取り除く場合も多いトマト。でも、トマトの抗酸化成分・リコピンの含有量は皮や種にこそ多く、湯むきなどで皮を取り除くだけで40％ものリコピンを損失します。

えーと、筋はどこかな？

種を切らないようにしないと

POINT
トマトはゼリー部こそ旨みのもと！
出汁の代わりになるほどアミノ酸が豊富なトマト。ゼリー部分には実の4倍量が含まれています。

ゼリー部をつぶして切ると
アミノ酸の80％が台無しに！

トマトを切る時、うまく切れずにゼリー部分の水分や、種が流れ出してしまうことがありますよね。また、料理が水っぽくなるのを気にして種を取り除く場合もありますが、それではおいしさも栄養ももったいない！ まず、ゼリー部分には全体の80％のアミノ酸が含まれているので、ここをなくしてしまうと、旨みが大幅に減ってしまいます。これらのアスパラギン酸、グルタミン酸は、旨みとともに、疲労回復や内臓のエネルギーになる大事な成分。皮と種を取り除いたトマトのリコピンは半分以下になってしまうというデータもあり、栄養成分も大ゾン！ この流出を抑えるためには、「ゼリー部分をつぶさないように切る」がお約束です!!

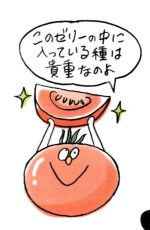

HOW to CUT

まずはトマトの"白線"をチェック！
線上を避けてスパッとカット

トマトの種は、お尻から伸びる放射状の白線上にあります。白線と白線の間はブロックごとになっており、種とゼリーが収納されています。切る時は、白線を避けて切ること!!

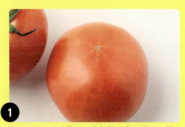

❶ トマトのヘタを取り、まな板の上に逆さに置く。

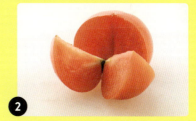

❷ 白い線を避けるようにして包丁を入れていく。

トマトのリコピンは朝食べると吸収率が最大！

栄養成分は、体内のリズムによって消化、吸収される量が変化することがあります。トマトのリコピンの場合、ベストなのは朝！ 昼の1.3倍、夜の1.4倍吸収率がアップする上に、吸収される時間も朝が3時間、昼が11時間、夜が7時間と最速。朝食の1品にぜひトマトを加えて。リコピンは油を使った調理法で吸収率がアップするのでオリーブ油などと合わせて。

豆苗は下から6〜8cmで切ると1食分の栄養がお得

CHAPTER ① これだけで得する 洗い方・切り方の新ワザ

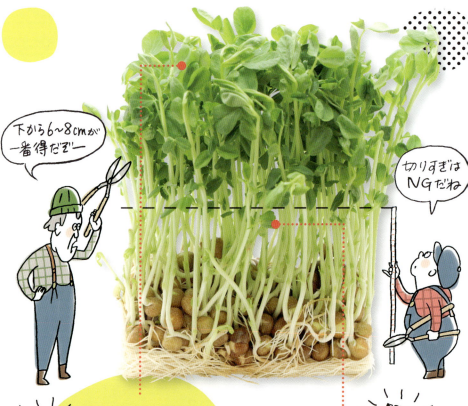

下から6〜8cmが一番得だぞー

切りすぎはNGだね

POINT 葉がしっかり開いて緑色の濃いものを選ぶ

エンドウ豆の若葉である豆苗。そのβ-カロテンは、栄養価の高さで人気のブロッコリースプラウトのなんと、2倍。選ぶ時は緑色の濃さと、葉が大きく開いているかをチェックして！

POINT 脇芽を残して発芽の力をゲット！

豆苗の栄養価はすさまじく、エンドウ豆と比べると、β-カロテンが最大31倍も。この栄養タンクのような状態が再生力の源!!

2回再生させなきゃ栄養＆再生パワーがソン！

　豆と緑黄色野菜の「いいとこどり」な豆苗。ビタミン類、ミネラル、食物繊維も豊富で成長に必要な大きなパワーを秘めています。親であるエンドウ豆に比べて、β-カロテンは31倍、ビタミンEは16倍、ビタミンKは13倍、葉酸は5倍にも！　しかも本来微量にしか含まれないファイトケミカルも爆発的に生成する豆苗は2回再生がお約束。切った根を水に浸けておけば、残った成長パワーを余すところなく発揮しますが、切る場所を間違えると、豊富な栄養を十分に使わないまま枯れてしまって1食分の栄養が大ゾン！　豆苗を最初にカットする時に成長点である脇芽を残しておけば、2回目の再生でも十分に元気な豆苗を収穫できます。

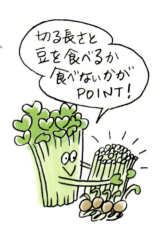

切る長さと豆を食べるか食べないかがPOINT！

HOW to CUT

豆苗の再生栽培にチャレンジ！

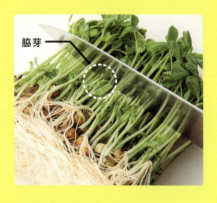

脇芽

　最初に使う部分を、成長点である脇芽の上（根から6〜8cm）でカットします。最初にここを切ってしまうと、2回目以降の再生で成長量が1/5〜1/10程度に。これさえ気をつければ、十分に栄養を蓄えた豆苗が2回収穫できます。3回目以降は脇芽がなくなってしまうので、収穫ができてもやや細めのものに。日当たりのいい室内で、1日1回水替えを。夏場は豆や根が腐ったり、カビが生えやすいので、水温が高くなりすぎないよう注意！

豆苗は生で？ 加熱で？ どっちがお得？

　β-カロテンやビタミンEなど脂溶性ビタミンに加え、ビタミンB群、ビタミンCといった水溶性ビタミンも豊富な豆苗。アクが少ないので、生のまま吸収力を高めるオイルと合わせてサラダにするのがおすすめ。オリーブ油やごま油などの植物油なら、抗酸化力もアップ！

タマネギは2枚目の皮をむくと、カルシウムほぼゼロ！

外側が大事だね

むく時は注意しろよー

POINT

芯にはリンとカリウムが豊富

リンとカリウムが全体の3割含まれている芯。使いかけのタマネギを見ると、芯から盛り上がってくるのは、ここが成長点だから。辛み、苦みが強いので、生よりも加熱調理がおすすめ。

POINT

タマネギは全部が葉っぱ！

タマネギの可食部分は、栄養をためた葉が重なってできています。外側の皮は、収穫後に葉が乾燥したもので、内側の葉を守ります。

タマネギのミネラルは、なんと9割以上が皮に！

　野菜や果物の皮には、内部を守るためにポリフェノールが多く含まれています。タマネギの場合は、ポリフェノールのケルセチンはもちろんカルシウム、マグネシウムといったミネラル成分も、全体の9割以上が含まれているのです。タマネギの皮は、外側の茶色い表皮だけでなく、少し色がついているからと2枚目までむいてしまうことがあります。そうすると、カルシウムは約98％、マグネシウムは約87％も消えてしまいます！また、表皮に含まれるケルセチンは、血液サラサラ、認知症予防、アレルギー改善など、さまざまな効果が期待できる成分ですが、その量は内部のなんと20倍！皮を捨ててしまうのは、とにかくもったいないんです。

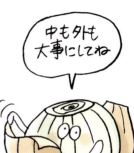

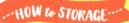
HOW to STORAGE

タマネギはレタスの褐変防止に効果的!!

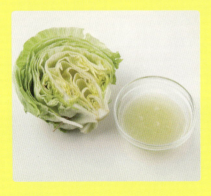

　レタスやリンゴなどを保存する時に気になるのが、切り口が茶色くなる「褐変」。ポリフェノールが酸化したものなので害はありませんが、抗酸化作用はやはり一部失われてしまいます。実験によると、タマネギの成分に含まれる成分がレタスの褐変を抑える効果があるそう。レタスを冷蔵庫などで保存する際には、レタスをすりおろしたタマネギの近くに置くと効果的。タマネギの強い抗酸化パワーは、ほかの食材にも効いているのです。

「押し切り」より「突き切り」で栄養をセーブ！

　タマネギを切る時に付き物の涙。これは血液サラサラ成分「硫化アリル」の飛散が原因。そこで、包丁をぐっと押すように切る「垂直切り」と刃を差し込んでから切る「突き切り」を比較すると、後者の水分流出量は1/2に！硫化アリルやミネラルの流出もセーブします。

レンコンは皮ごと&節ごとで最大5倍の抗酸化作用！

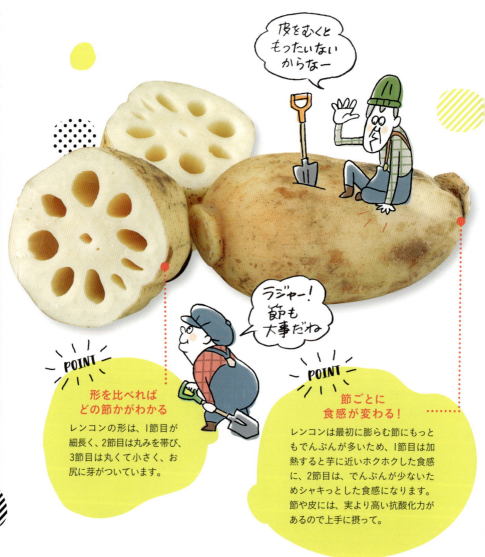

POINT

形を比べればどの節かがわかる

レンコンの形は、1節目が細長く、2節目は丸みを帯び、3節目は丸くて小さく、お尻に芽がついています。

POINT

節ごとに食感が変わる！

レンコンは最初に膨らむ節にもっともでんぷんが多いため、1節目は加熱すると芋に近いホクホクした食感に、2節目は、でんぷんが少ないためシャキっとした食感になります。節や皮には、実より高い抗酸化力があるので上手に摂って。

皮と節こそ抗酸化のカギ
一緒に食べないとソン！

　レンコンはピーラーで皮をむいたり、節と節のつなぎ目の部分を切り落として食べることが多い野菜ですが、実はそれは大ゾン！　レンコンに含まれるポリフェノールの一種、タンニンには消炎作用があり、胃炎や喉の痛みなどに効果的なほか、血管の老化を防ぐなどの抗酸化作用に優れています。そのタンニンが、節には実の5倍、皮には実の2倍が含まれているので切って捨てるのは本当にもったいないんです！　また何節目の部位かによっても抗酸化作用の高さが変わり、1節目よりも3節目など、下の節の方が高くなっています。下の方の節はホクホク感が足りないために、あまり使われない部位ですが、栄養価も高いので、シャキシャキ感をいかした調理で栄養満点で食べちゃいましょう。

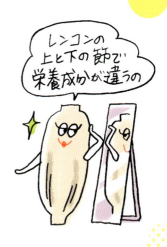

---- HOW to WASH ----

皮ごと食べるには
洗い方がポイント！

泥がついている場合は、スポンジなどで優しくこすり洗いをして汚れを落とします。黒い部分がある場合もそのままでOKですが、気になるようなら薄く、その箇所だけ取り除きましょう。また水に浸けるとタンニンが流れ出てしまうので、アク抜きはNG。酢水に浸けてぬめりを取るのも、食物繊維のムチンが消えてしまうので避けた方が◎。

レンコンは切り方で食感がこんなに変わる！

シャキシャキに仕上げるなら、繊維を断ち切る薄い輪切りに、ホクホクした煮物は乱切りにします。繊維に沿って縦切りなら、歯ごたえのあるシャキシャキと楽しい食感に仕上がります。すりおろしたレンコンに出汁を加えた汁物は、喉の調子が悪い時などにぴったり。

ゴボウは切り方で ポリフェノールが 9倍得する!

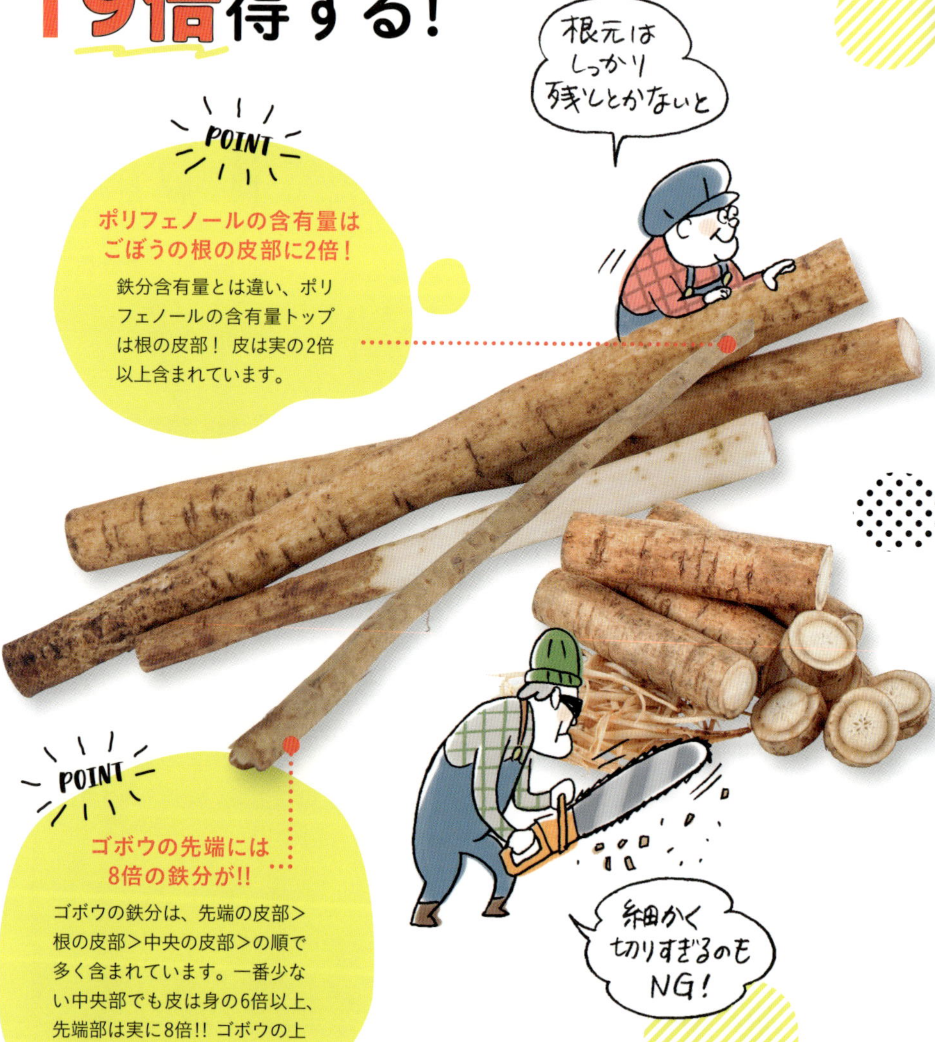

根元は
しっかり
残しとかないと

POINT

ポリフェノールの含有量は ごぼうの根の皮部に2倍!

鉄分含有量とは違い、ポリ
フェノールの含有量トップ
は根の皮部! 皮は実の2倍
以上含まれています。

POINT

ゴボウの先端には 8倍の鉄分が!!

ゴボウの鉄分は、先端の皮部＞
根の皮部＞中央の皮部＞の順で
多く含まれています。一番少な
い中央部でも皮は身の6倍以上、
先端部は実に8倍!! ゴボウの上
下の先端を切り落として使うの
は大ゾンです!

細かく
切りすぎるのも
NG!

もったいない切り方No.1は〝ささがき〟！
抗酸化力は根元と皮がポイント

　ゴボウに含まれるポリフェノールには、風邪予防、老化防止など高い抗酸化作用が隠されています。このポリフェノールを十分に食べるなら、「ささがき」より「輪切り」が断然お得！　ささがきのゴボウを茹で調理した場合、ゴボウのポリフェノールの主成分であるクロロゲン酸がたったの8％にまで減ってしまいます。しかし、皮ごとの輪切りなら、その残存率は最大72％！ 9倍も差がついてしまうんです。カルシウムやマグネシウムもささがきや細いせん切りだと多くが消失してしまう結果に。ゴボウの抗酸化成分をしっかり摂るなら皮や先端、根元を上手に活かしましょう。皮が命の野菜なので真っ白になるまでこすり洗いをすると、皮に含まれるタンニンがほとんど消えてしまうので注意！

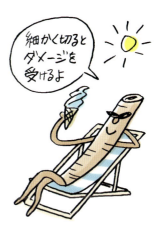

細かく切るとダメージを受けるよ

HOW to COOK

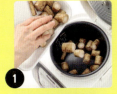

①ゴボウの汚れをきちんと落としたあと、ほしい量のゴボウを2〜3cm幅にぶつ切りにし、炊飯器に入れる。

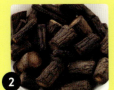

②炊飯器を保温状態にして1週間おく。甘みや固さなど3日目あたりから様子を見出して、お好みの黒ゴボウを作って。

熟成して抗酸化力2倍の「黒ゴボウ」にチャレンジ!!

　ゴボウをさらにお得に食べるなら「黒ゴボウ」がおすすめ。黒ゴボウはゴボウ以上に食感がやわらかく、ドライフルーツのような甘みがあります。非加工のゴボウと比べ2倍も高い抗酸化力があるという報告も。市販もされていますが、自宅でもチャレンジ！作り方はいたって簡単。炊飯器にゴボウを入れて1週間保温するだけ。平均的に1週間程度で完成します。保温期間があるので、ゴボウの皮は洗って泥などは落としてから炊飯器へ。また1週間移し替えをしないため、ご飯用の炊飯器と分けておくとベストです。

冷蔵庫に保存してゴボウの「イヌリン」をパワーアップ！

　ゴボウに含まれるイヌリンは、低温貯蔵すると「フラクトオリゴ糖」に分解され、甘くなります。1週間貯蔵で20％、3ヵ月も貯蔵すれば80％が分解！ 甘くおいしく食べられ、オリゴ糖のもつ、ビフィズス菌増殖促進作用や、コレステロール低下作用も期待できます。

※発酵調理のため、気温が上がると腐敗しやすくなります。清潔な環境で作り、こまめに様子をみながら早めに食べ切るようにしましょう。

ニンジンは切って放置するとビタミンCが2倍に！

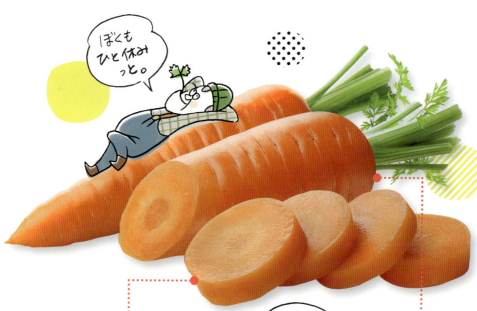

POINT

ビタミンCだけじゃない！
ミネラル含有量も皮が圧勝!!

ビタミンCが多い皮部ですが、その他の栄養素も皮の圧勝です。カルシウムやマグネシウムが4倍以上、リンやビタミンKも7倍以上、身より多く含まれています。

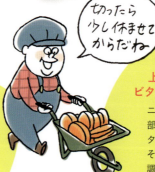

POINT

上下先端は切り捨てNG！
ビタミンC量は下先端部が最大

ニンジンは皮の栄養価が高いが部位別では、上下の先端部にビタミンCが多く含まれています。そのため、上下を切り落として調理をすると、最初から大事な部分を捨てることに！

ニンジンは〝切りっぱなし〞で
ビタミンCをパワーアップ！

　葉物野菜の場合、切って放置しておくとビタミンCは切り口から酸化していってしまいます。しかし、ニンジンなど根菜の場合は、切断のストレスによって、ビタミンCが増加。データによると、切って25℃で2日間放置したニンジンのビタミンCは最大2倍に増加。実際調理する時に、常温で数日放置するのは難しいかもしれませんが、冷蔵庫保存でもビタミンCが増えるという結果もあるので、ニンジンの場合は切ってから1～2日置いた方がお得！　ニンジンは上下の先端を切り落としがちですが、ビタミンC量の順位は、下の先端約3～4㎝＞上から2㎝部分の先端＞下から4～6.5㎝部分の下部＞中央部。買ってきたニンジンの上下先端を切り落とすだけで、食べる前から、みすみす20％のビタミンCを失うのはもったいない！

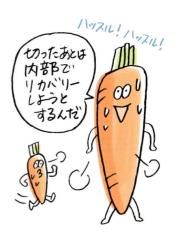

HOW to CUT

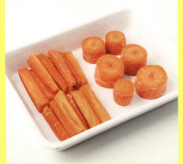

お弁当や作り置きなら
輪切りが5倍お得!!

　ニンジンを保存する場合、縦切りと輪切りでは傷みやすさも大きく違ってきます。縦切りと輪切りを比較した場合、劣化を早める二酸化炭素の発生量は、縦切りが輪切りのなんと5倍以上！　また輪切りにする場合も、薄切りではなく3㎝程度の輪切りにした方が、より長持ちしやすくなります。時間が経ってから食べる必要がある場合は、劣化がより遅い輪切りで調理しましょう。

冬のニンジンは夏よりもβ-カロテン豊富！

　一年中食べられるイメージのニンジンですが、実は冬が旬の野菜。寒い冬を過ごすことで、甘みをじっくりと増していくだけでなく、β-カロテン量など、栄養価も実の中にしっかりとたくわえています。寒い季節こそ、積極的に食べるようにしましょう。

CHAPTER 1 これだけで得する 洗い方・切り方の新ワザ

セロリは切るほどに抗酸化力がアップ!! 最大4倍に!

セロリは葉が命！
重要成分が
たっぷりつまって
いるよ

セロリは
細かく刻んで
OK

POINT
セロリの筋にもミネラルが！
取りのぞくことが多い皮や筋にも、カリウムなどのミネラル、ポリフェノールが豊富に含まれています。

POINT
セロリは茎より葉が主役！ビタミンは圧勝の豊富さ
抗酸化・老化予防効果が高いビタミンA・C・Eが豊富なセロリ。ビタミンAに変身するβ-カロテンが葉に2倍含まれているのをはじめ、ほとんどのビタミンが茎より葉の方が豊富です。

食べる直前に刻むとお得！
作り置きは大ゾンなので注意して

　葉っぱも含めて食べれば、ビタミンもミネラルも豊富に摂れるセロリ。セロリにはビタミン類のほか、多くのポリフェノールが含まれていますが、これらは切るほどにパワーアップするんです。切ることでポリフェノール量は30％アップ、ポリフェノールの抗酸化作用は、なんと4倍以上に！ ただしビタミンCなどは切ったあと、時間とともに減少するので茎・葉ともに、食べる直前に細かく切ってから調理して。また、セロリは葉の方から栄養が抜けてしまいがち。買ってきたらまず葉と茎を切り分け、葉の方は早めに使い切って。茎がしんなりした時は、コップに冷水を用意し、根元をひたしておくとしゃっきりしてくれます。

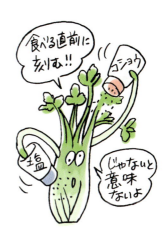

HOW to CUT

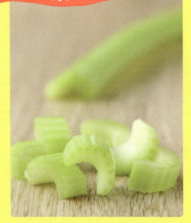

セロリを切るなら
輪切りの方がお得？

スティック状に切ることが多いセロリですが、縦切りだと繊維が残り、筋が気になってしまいます。断面を断ち切る輪切りや斜め薄切りなら、筋取りの必要がなく、食物繊維のロスもなし。セロリの香りが強く出るので、生でいただくサラダにもぴったり。セロリに含まれるポリフェノールのルテオリンには高い抗炎症作用や老化予防の効果が、アピゲニンには脳細胞の活性化が期待できます。加熱しても減りにくいので、煮込みや炒め物にも◎。

まだまだある！　セロリの栄養

食物繊維やカリウム、カルシウムなどのミネラルの作用によって、むくみ解消などデトックス野菜だと考えられてきたセロリ。しかし研究によって、さまざまな健康効果が発見されてきています。香り成分・アピインによる、不眠・イライラ解消作用のほか、血管の老化予防、免疫力アップなどなど…。スープ、サラダ、煮込み、さまざまな料理にプラスしましょう。

鶏胸肉は繊維を断ち切るとビタミンB群が2倍に!

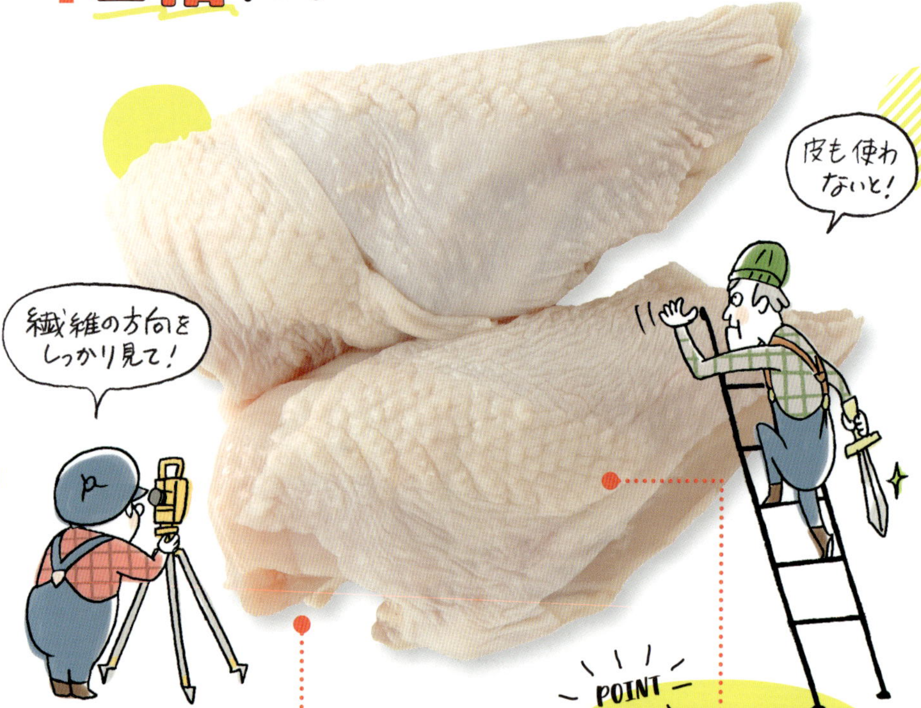

皮も使わないと!

繊維の方向をしっかり見て!

POINT
高タンパクで低カロリー疲労回復効果も抜群!

鶏胸肉には不眠不休で飛ぶパワーの源・イミダペプチドが含まれ、持久力・疲労回復効果はもも肉の2倍!

POINT
鶏に含まれるビタミンB群は皮に多く含まれている!

鶏胸肉には、タンパク質の代謝を促すナイアシンをはじめ、パントテン酸、美肌効果のビタミンB_6など、ビタミンB群がたっぷり。これらの成分は皮の部分に多いことに加え、皮にはコラーゲンも豊富です。老化防止なら、皮を取り除くのはもったいない!

筋繊維を切れば、栄養も旨味もバッチリ！
パサつかずジューシーに

どうしてもパサパサになりやすい鶏胸肉。おいしく、栄養も守って調理するなら、切り方に注意！　胸肉がパサつきやすい原因は、筋繊維の長さ。もも肉よりもしっかりと長いこの筋繊維が、加熱すると縮んで、肉に含まれる水分を追い出すためにパサパサになってしまうのです。鶏胸肉に豊富なビタミンB群は水溶性のため、水が抜けてしまうと、ビタミンB群も約2倍流失してしまい、大幅ロス！　それを防ぐためには、筋繊維が縮まないようにしっかりと断ち切ることが大事。それによって肉の保水力が倍増し、ジューシーにおいしく食べられる上に、ビタミンB群をキープして栄養たっぷりに調理することができるのです。

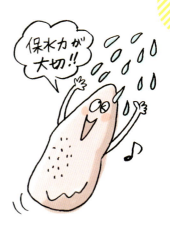

保水力が大切!!

HOW to CUT

① 繊維が走る方向を3つのブロックに分けて確認。写真は右上から左下に繊維が走っている。

② 繊維の流れと垂直の方向に包丁を入れて、筋繊維を断ち切ってから好みの大きさにカット。

鶏胸肉の筋繊維を
断ち切るにはコツあり！

鶏胸肉をじっくり観察してみると、筋繊維の走っている方向が、ブロックごとに違うことがわかります。胸肉を細かく切る前に、まずは繊維の方向が異なる3つのブロックに切り分け、それからそれぞれの繊維に垂直になるように包丁を入れてひと口大にカットしていきましょう。切り分けたら、そのまま蒸してサラダチキン風にするもよし、塩・こしょう、小麦粉などをまぶして焼くもよし。しっとりした食感をぜひ味わって。冷めてもおいしいので、お弁当にもおすすめです。

水分保持を狙うならこの調理法

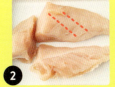

鶏胸肉の水分を逃さないためには、他にもさまざまな秘訣が。塩には肉が水を抱える力を上げる効果があるので、しっかりともみ込んで10分ほど置いてから焼けばパサパサになりません。また、塩水にひと晩浸けてから加熱する「ブライニング」もおすすめです。

キュウリは皮をむくと カルシウムが7割ソン!!

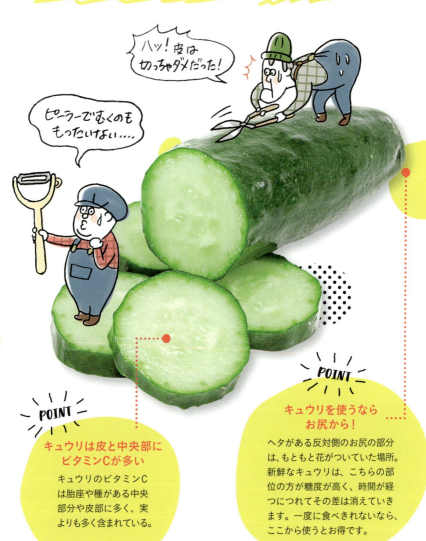

POINT
キュウリは皮と中央部に ビタミンCが多い
キュウリのビタミンCは胎座や種がある中央部分や皮部に多く、実よりも多く含まれている。

POINT
キュウリを使うなら お尻から!
ヘタがある反対側のお尻の部分は、もともと花がついていた場所。新鮮なキュウリは、こちらの部位の方が糖度が高く、時間が経つにつれてその差は消えていきます。一度に食べきれないなら、ここから使うとお得です。

皮には実の5倍のカルシウム！
むくと全カルシウムの7割をソンする!!

　飾り切りなどでキュウリの皮をむくことがありますが、それではキュウリの貴重な成分を、半分以上捨てることに！　キュウリの皮にはカルシウム、リンなどのミネラル類の半分以上が含まれています。特にカルシウムは中心部の5倍以上、リンも2倍以上の量が皮に存在しています。また、ビタミンCも全体の3割が含まれているので、皮ごといただかないと栄養が大幅にダウンしたキュウリを食べることに。栄養が少ないと思われるキュウリですが、実はビタミンやミネラルだけでなく、血液サラサラ効果のピラジンや美肌効果のシリカなども含まれていて、暑さで食欲がない時の栄養補給には最適なんです。

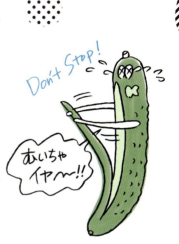

---- HOW to CUT ----

キュウリは斜め切りにすると劣化が2倍早くなる

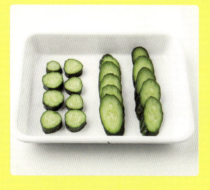

キュウリを切って置いた場合、普通の輪切りと、斜め切りにしたものを比較すると、劣化のスピードが2倍近く変わってきてしまいます。これは切断したキュウリの呼吸量が、切断面が大きくなればなるほど増えることが原因。二酸化炭素を排出し、酸素を吸収することで野菜の中の酸化が進みます。すると、栄養素だけでなく糖分も早く分解され、おいしさの面でも大幅ロス！　特に作り置きなどで時間が経ってから食べる場合は、厚めの輪切りで切断面積を小さくしておくのがお得です。

キュウリの苦み成分を消すには

キュウリを切った断面からにじみ出てくる液体には苦み成分がありますが、切った断面とキュウリのヘタをこすり合わせると苦み成分を1/4に減らすことができます。また板ずりも同様の効果があるので苦みが気になる場合にはお試しを。

じゃがいもはスライスでミネラルが6割ダウン！

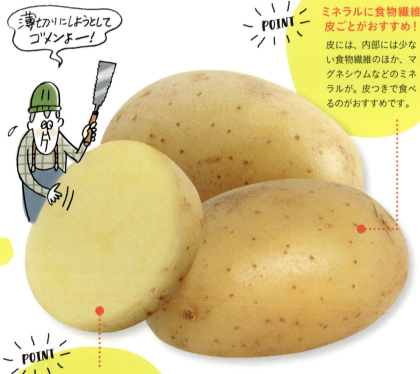

POINT

ミネラルに食物繊維 皮ごとがおすすめ！

皮には、内部には少ない食物繊維のほか、マグネシウムなどのミネラルが。皮つきで食べるのがおすすめです。

POINT

穀物と野菜のいいとこどり！

じゃがいもは、お米などの穀類と同じようにタンパク質や糖質が主成分。一方でビタミンやミネラルもしっかり含む、野菜の特徴も備えた栄養食。だからこそ主食代わりにも、おかずにも大活躍！

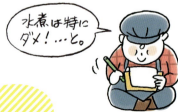

でんぷんに含まれるミネラルが薄切りだと大幅流出！

　じゃがいもには、ビタミンB群、ビタミンCなどのビタミンのほか、カリウム、マグネシウム、カルシウムなどのミネラル分が豊富。じゃがいものビタミン類は、でんぷんに守られているため、調理や加熱でほかの野菜に比べて失われにくいんです。でもミネラルは、調理だけでなく、切り方でも大幅にロスしてしまうのが問題。じゃがいもを薄切りにしたあとに調理した場合、ミネラルは6割も流出してしまいます。特にカリウム、マグネシウムはスライス後水煮にすると8割程度が水に溶けて減ってしまうため、切り方で大ゾンしてしまいます。できるだけ原型を残した切り方を心がけて。皮ごと、大きめカットで調理するのがお得のポイント。

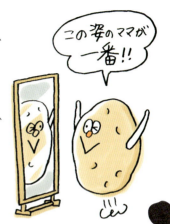

HOW to CUT
いちばん栄養ロスの少ない切り方はどれ？

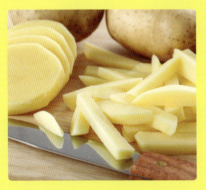

薄切り、角切り、拍子木切りの3つのじゃがいもで比較すると、いちばん栄養ロスが激しいのはやっぱり薄切り。広い切り口から、ミネラル分がどんどんと流れ出してしまうのです。調理方法で比較すると、ダントツで水煮が大幅ロス。煮物にするなら、できるだけ切らないで調理するのが鉄則!!揚げ調理はビタミン・ミネラルともにロスは少なくなります。ただし焦がしてしまうと、有害物質が発生するので注意を！

じゃがいものでんぷんは腸のお助け成分！

　じゃがいもに含まれる「難消化性でんぷん」は小腸で吸収されずに大腸まで届き、食後の血糖上昇を1/4も緩やかにするほか、大腸内の環境をよくすると考えられ、しかも、このでんぷんを搾り続けると、ビフィズス菌が60倍になることも。でんぷんというと糖質のイメージが強いですが、実は生活習慣病予防や、腸内環境の改善にも最適な食材なんです。

ブロッコリーは切らずに酢水さらしでビタミンC最大4割アップ！

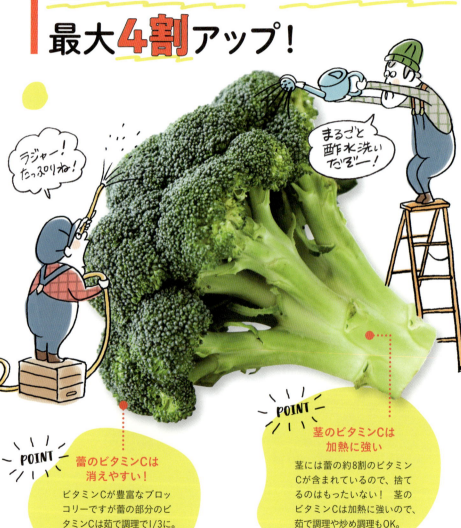

POINT　蕾のビタミンCは消えやすい！
ビタミンCが豊富なブロッコリーですが蕾の部分のビタミンCは茹で調理で1/3に。蒸すか電子レンジで加熱を。

POINT　茎のビタミンCは加熱に強い
茎には蕾の約8割のビタミンCが含まれているので、捨てるのはもったいない！　茎のビタミンCは加熱に強いので、茹で調理や炒め調理もOK。

上から流水をかける洗い方は
ぜんぜん汚れが取れていないって本当?

　形が複雑なため洗っていてもホコリやゴミ、虫が取れているのか心配になるブロッコリー。しかもブロッコリーの表面には油脂状の成分があり、上からジャーっと洗っただけでは、水を弾いてしまいます。だからといって、蕾を細かく切り落としてから洗うと、切り口からビタミンCやミネラルが流れ出し、最大で4割近く流出してしまいます。そこでおすすめなのが、ボウルに水を張って、その中に丸ごとブロッコリーを逆さまに入れる方法。軽く振り洗うだけで、表面の油膜に弾かれることなく、水が茎の間に入り込むので、細かく切らなくてもきれいに洗うことができ、ビタミンCも守ります。

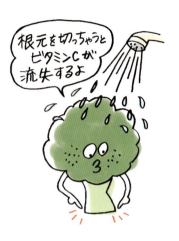

根元を切っちゃうとビタミンCが流失するよ

----- HOW to WASH -----

丸ごとのブロッコリーを
逆さまにして酢水にIN!

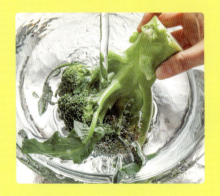

　ブロッコリーの逆さ洗いなら、野菜用洗剤などを使わず、水で洗い流すだけで十分に汚れを落とすことができます。さらに細菌などの心配があるなら、酢水に浸けて洗いましょう。ある実験では、野菜用洗剤などを含むいくつかの洗い方を比較した結果、酢水に浸けて洗った場合がもっとも細菌を除去する確率が高かったそう。その確率はなんと98%! 普段の生活でそこまで気にする必要はないかもしれませんが、風邪が流行る季節など、気になる場合にはおすすめです。

ブロッコリーの葉っぱ、栄養は?

　ブロッコリーを買うと時々ついてくる葉っぱ。使い道がないからと捨てていませんか? この部位は、蕾の3倍ものポリフェノールが含まれているほか、他の部位にはない抗アレルギー効果も豊富です! また、味が濃くておいしいので、蕾や茎と一緒に捨てずに食べましょう。

サツマイモはたわし洗いでカルシウムのダメージが9割!

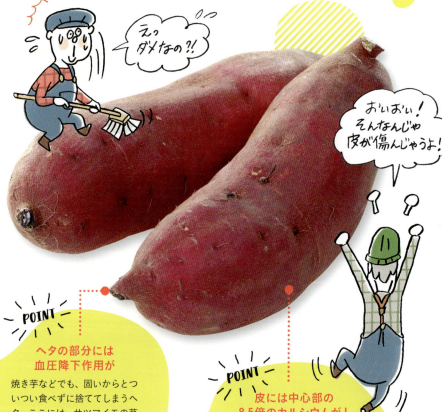

POINT

ヘタの部分には血圧降下作用が

焼き芋などでも、固いからとついつい食べずに捨ててしまうヘタ。ここには、サツマイモの茎に含まれる血圧降下作用のあるポリフェノール、クロロゲン酸などが隠されています。

POINT

皮には中心部の8.5倍のカルシウムが!

鮮やかな紫色の主成分は、目にいいとされるアントシアニン。カルシウムやビタミンCも豊富で、捨てるとソン!

たわしとスポンジでは大違い!?
サツマイモの皮はデリケート!!

　サツマイモを調理する前にたわしでゴシゴシ…しっかりきれいにしようとして、ついついやってしまいますが、これではサツマイモのミネラルが食べる前から大ゾン！　鉄分やマグネシウムが3〜5割流出してしまうほか、表皮に多く含まれるカルシウムは、90％が流れ出てしまいます。一方、スポンジで洗えば、ミネラルの流出は10％以下。お店で買ったサツマイモなら、スポンジや手で優しく洗うだけでOKです。また、腸内環境を整えるサツマイモの食物繊維は、加熱することで増え、特に蒸した場合は、生よりも30％もアップします！　1本でほぼ一日の推奨摂取量の半分が摂れるので、おいしい季節にはぜひ積極的に食べましょう。

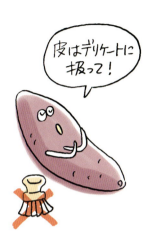

皮はデリケートに扱って！

----- HOW to COOK -----

煮物の調味料、加えるのはいつがベスト？

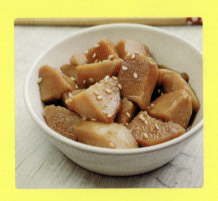

　サツマイモは、電子レンジなどを使うよりも低い温度でじっくり加熱することが甘みを引き出すポイントなので、オーブンや蒸し器で時間をかけて調理するのがおすすめです。では、煮物などにする場合、甘さを引き出すにはどうするのがベストなのでしょう？　それは、サツマイモが柔らかくなる前にしょうゆなどの調味料を加えるのではなく、柔らかく煮てから添加すること。煮える前に調味料を加えると、サツマイモが甘くなるのを邪魔して、甘みの足りない煮物になってしまいます。

サツマイモの香り＝コーヒーの香り!?

焼き芋の香ばしい香りの正体は、皮に多く含まれるクロロゲン酸が加熱によって褐変したもの。このポリフェノールには、抗酸化作用や糖吸収遅延作用、メラニン生成阻害作用が期待されるという報告もありますが、成分はコーヒーに近いものと考えられています。

しいたけは洗っちゃダメ！
抗酸化成分が15%流出!!

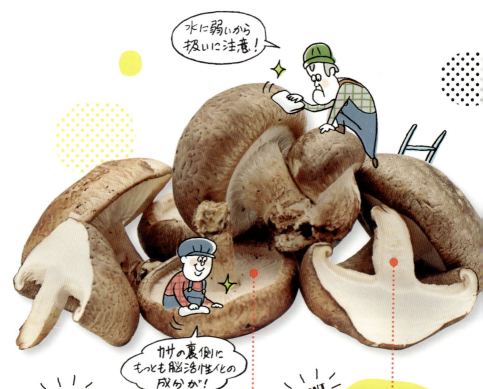

「水に弱いから扱いに注意！」

「カサの裏側にもっとも脳活性化の成分が！」

POINT

カサの裏には豊富で多様な成分が！

カサの裏には、脳の神経伝達を活性化させるドーパミン・レボドパや、血清コレステロールを下げるエリタデニンが豊富。エリタデニンは、カサの裏に70%も！

POINT

しいたけの軸にはカサの2倍のアミノ酸が！

しいたけの軸は、疲労回復のオルニチンや、リラックス効果のGABAがカサの2倍含まれている大事な部位。洗ってしまうと、この軸に含まれているGABAが約3割もダウンしてしまいます！どうしても洗う時は手早く!!

しいたけのミネラルは
水さらしで最大50％減！

　多様な成分や、ポリフェノールが豊富なしいたけ。特にしいたけとマッシュルーム以外にはない成分・エリタデニンはカサの裏に70％も存在します。でも、しいたけには気孔が多いため、水洗いをすると、貴重なポリフェノールが15％流出、つけ置き洗いなどで鉄は最大40％、亜鉛は最大25％が消えてしまうんです！その上、長時間水に浸けることで、水溶性ビタミンであるビタミンB_1、B_2も一部が水に流れ出てしまいます。一般のしいたけは土に触れたりしないため、ほぼゴミや汚れがなく、ペーパータオルなどでふけばOK。ただし原木しいたけなど屋外で栽培しているものは、切らずに手早く洗ってから、しっかり水気をふき取りましょう。

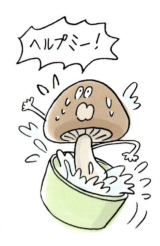

HOW to CUT

栄養価も旨みもいいことだらけ いつでも使えるしいたけ氷

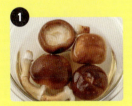

1 およそ80gの生しいたけを汚れを落とし石づきを切り落としたあと、500mlの水を入れて24時間冷蔵庫で寝かせます。

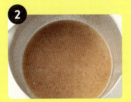

2 だし汁半量としいたけをミキサーにかけ、ペースト状にする。鍋に移して残りのだしも加え300mlになるまで煮詰める。

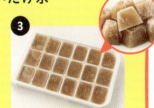

3 粗熱を取った後、製氷皿（18個分）に流し込み、冷凍庫へ。ストックして手軽に味噌汁や、調味料代わりに使って。

肉厚しいたけなら、日光浴でビタミンDが25倍

春になると多く出回る肉厚しいたけ。旨みたっぷりなだけでなく、栄養の面でもお得。生のしいたけは日光浴をさせることでビタミンDを10倍にできますが、肉厚しいたけの場合は何と50分の日光浴で25倍以上！そのまま冷凍すれば、2〜3ヵ月も栄養をキープ！

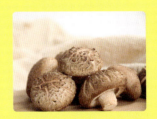

Column 1

包丁の切れ味でピーマンの味が変わる

スパッと切れる包丁と比べて、切れ味の悪くなった包丁では、栄養や旨みが逃げてしまい、かなり残念なことに!!

切れない包丁を使うと、苦みも酸みも増えて旨さ激減

切れない包丁を使っての調理はストレスが溜まるもの。でも、それだけでなく、実は切れない包丁を使うと味や栄養の面でもソンなんです。新品の包丁を使ってピーマンを切った場合と、4ヵ月間研がずに使用した包丁で切った場合の味を比較すると、苦み・酸みが明らかに増えていました。これは、切れない包丁で力を入れて食材を押しつぶしてしまうためピーマンの細胞が壊れ、そこから苦み成分が飛び出したことが原因。味だけではなく、切り口をつぶすと、臭みや余計な水分が出て、栄養成分も流れ出してしまいます。例えば、水分の多いタマネギの場合、切れない包丁を使うだけで、流出する水分は2倍に増加！ また切れない包丁を使って切った食材は、倍以上の早さで酸化します。

切る時は、垂直に包丁をおろすより、食材に対して30°の角度で突き切りすると、食材に余分な負荷がかからず、細胞が壊れにくくなります。包丁はしっかり研いで切れる状態にしておくことが、お得に栄養をゲットする第一歩。

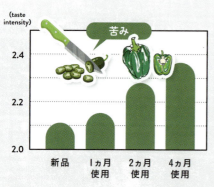

包丁を使い続けると2ヵ月後ですでに9％以上、4ヵ月後には切るだけで10％以上も苦いピーマンに…。

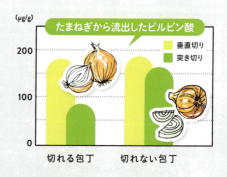

たとえ切れる包丁でも、垂直切りで切ると突き切りに比べ2倍のピルビン酸が出て、辛〜いたまねぎに。

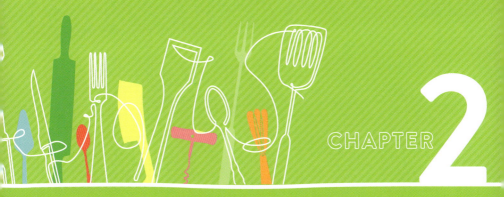

CHAPTER 2

＼ちょいワザで、栄養素アップ！／

目からウロコの
下ごしらえのコツ

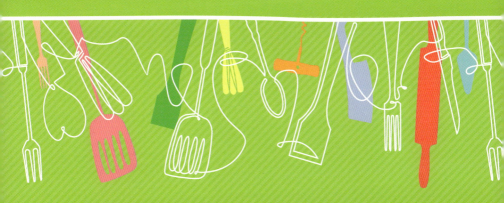

CHAPTER 2 火を通してもスカスカ栄 ソンしない加熱

Boil Cooking
天国×地獄

食材の栄養成分には調理で減少してしまうものがあります。ロスをできるだけ減らし、栄養成分をトータルでお得にするポイントとは？

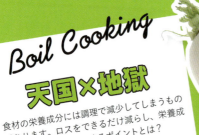

酵素（イソチオシアネートなど） -50%
ビタミンC -50%
酸化が早い

流出しやすい
ビタミンB6 -50%
カルシウム +40%
（茹で汁にお酢を加えた場合）

加熱のコツ①
「熱」と「水」×「空気」と「時間」
ソンしない調理の2×2ルール

　栄養が調理の影響を受ける場合、その要素は大きく4つに分かれます。①空気に触れて酸化するもの、②水に溶け出すもの、③熱で変化するもの、④長時間の加熱や保存で変性するもの、の4つ。生のままでは体への吸収率が下がるものも多いため、食材ごとの適切な時間と温度の加熱調理が必要です。例えば、ほうれん草のビタミンCは2分過熱で40%、5分では70%も減るほど水にも熱にも弱いですが、同じく含まれるβ-カロテンは加熱した方が吸収率は上がります。そのため、ほうれん草は水に触れない、高温になりすぎない「低温蒸し」がお得！

炒め物は短時間がキモ！
ロスなし加熱でキープ率79%

さまざまな食材が食べられる八宝菜も適した過熱時間なら、ビタミン類の残存率は高いまま。また加熱に強い食材が、弱い食材をサポートすることが大切。ただし焦げるほど炒めると酸化が進むので注意！

養にならない
のコツ

栄養成分は、加熱の影響を受けて変化します。ビタミンの変質やミネラルが消えてしまうといった栄養ロス。逆に加熱でアップする栄養成分もあります。その差には、大きな2つのコツが！

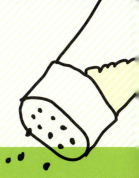

加熱のコツ②
食材と調理の仕方は一心同体！欲しいのは保持率！

栄養のキープ率は食材の性質で変わります。葉物野菜はビタミンの流出が非常に早く、10分で7割以上が流出することも。さっと加熱か、蒸し調理がお得です。ニンジンなどの緑黄色野菜は、脂溶性ビタミンβ－カロテンを多く含むため、加熱して油と一緒に摂るのが必須。大根など酵素が重要な野菜は空気や熱に弱く、グツグツ加熱はNG！ また骨付き肉の場合、煮込むと水溶性ビタミンが5割減りますが、お酢を加えればカルシウムが溶け出し摂りやすくなります。食材の特性しだいで、調理が天国にも地獄にもなるんです！

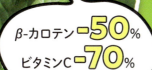

流出しやすい
β-カロテン **-50%**
ビタミンC **-70%**

加熱に強い
β-カロテン **+700%**
（油で加熱調理した場合）

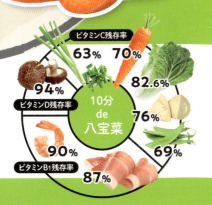

10分 de 八宝菜

ビタミンC残存率
63%　70%　82.6%　76%　69%

ビタミンD残存率
94%　90%

ビタミンB1残存率
87%

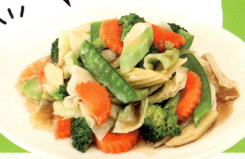

成分キープ率 79%！

ニンニクはレンチンで疲労回復効果がゼロに

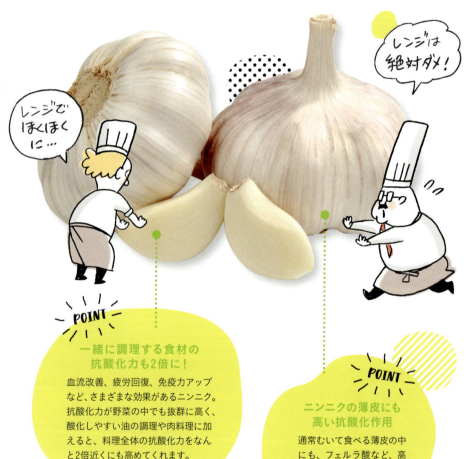

レンジでほくほくに…

レンジは絶対ダメ！

POINT

一緒に調理する食材の抗酸化力も2倍に！

血流改善、疲労回復、免疫力アップなど、さまざまな効果があるニンニク。抗酸化力が野菜の中でも抜群に高く、酸化しやすい油の調理や肉料理に加えると、料理全体の抗酸化力をなんと2倍近くにも高めてくれます。

POINT

ニンニクの薄皮にも高い抗酸化作用

通常むいて食べる薄皮の中にも、フェルラ酸など、高い抗酸化力を持つファイトケミカルが含まれています。

電子レンジ加熱をすると
ニンニクのアリシンがパワーアップできず！

　ニンニクやタマネギに含まれる匂いのもと、アリイン。これが傷つけられると酵素の働きによってアリシンに変身して、疲労回復、血流の向上、コレステロールの抑制などのさまざまな効果をもたらします。ニンニクは傷がつくと、外敵から身を守るために匂いを発しますが、切ったりすりおろしたりせず、無傷のまま電子レンジで加熱すると、匂いが出ない代わりにアリインがアリシンになることができません。ニンニクの気になる匂いは解消できても、栄養面で大事な成分がゼロ！せっかくの高い抗酸化力が台無しになります。ニンニクを食べるなら刻んだり、すりおろすなどでしっかり匂いを引き出してから加熱を。

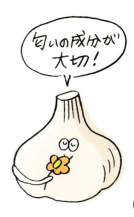

匂いの成分が大切！

HOW to STORAGE

黒ニンニクは冷凍NG！
アミノ酸が消失してしまう

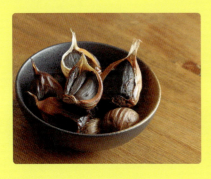

　ニンニクに含まれるアミノ酸・S-アリルシステインを、熟成させることで8〜16倍に増強した黒ニンニク。健康食品としても人気ですが、ニンニク特有の匂いが少なく、甘みがあり、食べやすいのが特徴です。S-アリルシステインは、ガン細胞をやっつけるNK細胞(※)を元気にする効果がありますが、冷凍保存をすると、余計な水分が付着して、解凍をする際にアミノ酸、ポリフェノールが消失。せっかくの効能が大ゾンに！保存は、密閉容器で冷蔵するのが安心です。

薄皮のファイトケミカル成分は素揚げでゲット！

　薄皮には可食部分を守るため、高い抗酸化力を持つファイトケミカルが含まれます。ただし、薄い割には繊維が強く、食べるなら半分に切って素揚げにするか、ホイル焼きなどでじっくり焼きます。電子レンジや茹で調理は、抗酸化力がほとんどが破壊されてしまうのでNG！

※ナチュラル・キラー（natural killer:NK）細胞はパトロールしながら、ガン細胞やウイルス感染細胞などを見つけ次第攻撃するリンパ球です。

牛肉は5秒煮るだけで疲労回復効果が25%ダウン

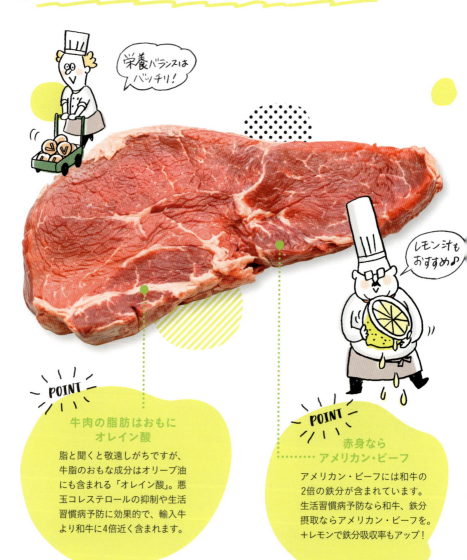

POINT
牛肉の脂肪はおもにオレイン酸

脂と聞くと敬遠しがちですが、牛脂のおもな成分はオリーブ油にも含まれる「オレイン酸」。悪玉コレステロールの抑制や生活習慣病予防に効果的で、輸入牛より和牛に4倍近く含まれます。

POINT
赤身ならアメリカン・ビーフ

アメリカン・ビーフには和牛の2倍の鉄分が含まれています。生活習慣病予防なら和牛、鉄分摂取ならアメリカン・ビーフを。＋レモンで鉄分吸収率もアップ！

すき焼きの肉、5秒煮るだけで
ビタミンB₁をロス!!

牛といえば、ビーフシチューなど煮込み料理などに使います。例えば、日本人におなじみのご馳走・すき焼き。ところが、おいしくタレに絡ませている間に、5秒つけているだけで、疲労回復効果があるビタミンB₁が25％近くもダウン！ もしビーフシチューなどで1時間グツグツ煮込むと、なんと60％もロスするんです！ え、損するだけなの？と思われますが、ご安心を。煮汁にビタミンB₁が溶け出しているため、スープを取ればしっかりカバーできます。ただし、すき焼きのタレなどは、塩分も多くなりがちなので注意しましょう。牛肉は加熱する時間に気をつけて、なるべく肉汁までしっかり摂ることがお得に食べるコツです。

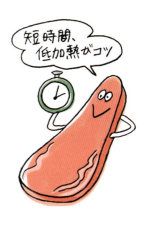

短時間、低加熱がコツ

---- HOW to COOK ----

電子レンジ加熱は
ビタミンB₁₂が半分に！

手軽とはいえ、牛肉の電子レンジ加熱はちょっと待って！ 牛肉に含まれるビタミンB₁₂は、貧血予防に効果的な成分ですが、電子レンジで加熱すると、最大4割ほど減ってしまいます。電子レンジは急激に高温になるため、ビタミンB₁₂損失が激しいと考えられています。牛肉調理はやはり「短時間・低温加熱」がポイントなのです。揚げるのもビタミン損失が1割程度で済む調理法ですが、酸化しやすいことを考えると、手早く煮る調理法に軍配が上がります。

話題のニュービーフ、「グラスフェッドビーフ」って？

放牧され、牧草のみで育った牛肉のことで、穀物飼料で育てられた牛肉よりも脂肪が少なく、ビタミンEやβ-カロテンが豊富です。脂肪燃焼効果のあるL-カルニチンはなんと2〜5倍！ 太らない肉として人気ですが、栄養もかなり豊富なのです。

スクランブルエッグはフタをすればビタミンDが4割お得！

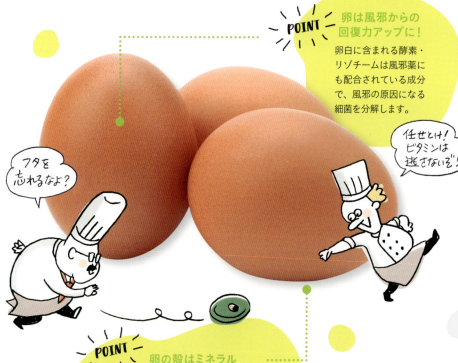

POINT　卵は風邪からの回復力アップに！
卵白に含まれる酵素・リゾチームは風邪薬にも配合されている成分で、風邪の原因になる細菌を分解します。

フタを忘れるなよ？

任せとけ！ビタミンは逃さないぞ！

POINT　卵の殻はミネラルたっぷり！
殻に含まれるカルシウムは、ほかの食材のものよりも体内に吸収されやすく骨粗しょう症予防に効果的。粉末状の健康食品もあるので、ぜひ積極的に利用を！　よく洗った殻をすりつぶし乾煎りをしたものでもOK。

フタをするか、しないか
それだけでも大問題!!

　アミノ酸、タンパク質など、栄養成分が詰まった卵。毎日食べたい食材ですが、加熱の仕方によっては栄養を大幅にロスします。生卵の場合、卵のたんぱく質は5割程度しか吸収できないため、加熱して吸収力をあげることが必須。でも、加熱しすぎるとビタミンや抗酸化成分が減少してしまいます。高温で長く加熱した卵のビタミンは、最大60％もロス！　そのため高温すぎず、加熱しすぎずが卵調理のキモなのです。手早くできるスクランブルエッグもそのひとつですが、フタをしないだけで脂溶性ビタミンであるビタミンDが溶けた油とともに飛び散り、60％にまで減少します。フタをすることでほぼ100％確保できるので、忘れずに！

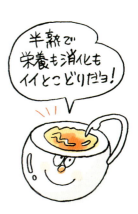

HOW to COOK

固ゆでだと消化に
2倍時間がかかっちゃう！

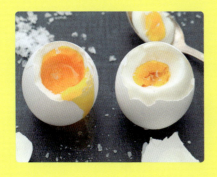

卵の消化にかかる時間は、半熟卵が1時間半ほどなのに対し、固ゆで卵はタンパク質が完全に変性するため、消化・吸収がしづらく、およそ倍の3時間かかります。また卵白に含まれる酵素・リゾチームも高温加熱によって失活してしまいます。半熟卵なら、栄養成分も吸収力も失うことなく食べられますが、さらにロスなく食べるなら、低温で加熱する温泉卵や、短時間加熱のポーチドエッグなどでビタミンや抗酸化物質の損失を防ぎましょう。

「筋トレは卵白だけでOK」は本当？

トレーニング目的の場合、「タンパク質が多く低カロリーな卵白のみを食べる」とよく聞きます。しかし卵黄には、アミノ酸・ロイシンをはじめ、筋肉の合成を助ける栄養素が豊富。卵白のみよりも、全卵を食べた方が、筋肉の合成率が1.4倍にアップします。

牛乳はレンジで加熱するとビタミンB_{12}が50%減!

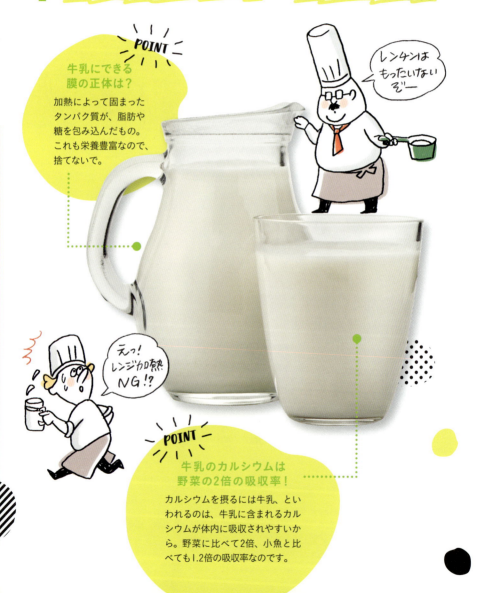

POINT
牛乳にできる膜の正体は?
加熱によって固まったタンパク質が、脂肪や糖を包み込んだもの。これも栄養豊富なので、捨てないで。

POINT
牛乳のカルシウムは野菜の2倍の吸収率!
カルシウムを摂るには牛乳、といわれるのは、牛乳に含まれるカルシウムが体内に吸収されやすいから。野菜に比べて2倍、小魚と比べても1.2倍の吸収率なのです。

鍋とレンジ加熱を比較するとビタミンB₁₂の残存率が大違い！

　牛乳に含まれるカルシウム、タンパク質や、抗酸化作用のあるビタミンAなどの栄養素は、実は加熱してもそれほど失われません。ところが電子レンジ加熱では急激な温度上昇によってビタミンB₁₂はほぼ半分に減ってしまうんです。やはり加熱するならお鍋でゆっくり、が基本です。電子レンジ加熱は、多くの食材にとってビタミン・ミネラルを失いにくいお得な調理法ですが、ビタミンB₁₂にとっては別。カツオや鮭などの魚、貝類、牛肉、豚肉、レバーなど、含有量の多い食品のレンジ加熱は注意しましょう。ビタミンB₁₂が不足すると貧血が起きやすくなったり、疲れやすくなったりするので、できるだけロスなく摂れるようにしましょう。

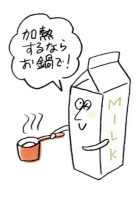

牛乳は蛍光灯の下に置くだけでビタミンB₂をロスする！

　肌を美しく保つビタミンB₂は、光に対して弱いという性質を持っています。透明なビンに入れた牛乳を4時間光に当てておくと、40％にまで減少してしまうという報告も。ガラスのコップに入った牛乳を部屋に置きっぱなしにするのはもってのほか！　太陽光や直射日光だけでなく、蛍光灯の下でも1割程度減少してしまいます。チーズも同様なので、光が当たるところに出しっぱなしにしないようにしましょう。

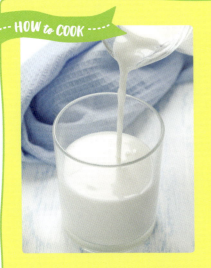

HOW to COOK

カルシウムの吸収率は、きのこや卵とペアで

牛乳に含まれるカルシウムの吸収率は個人差が大きく、加齢によっても低下していきます。カルシウムの吸収率を上げるなら、ビタミンDと合わせて摂ることが効果的。ビタミンDはきのこや卵などに多く含まれるほか、日光を浴びると体内で合成することもできます。

ズッキーニは加熱するとビタミンEが7割ソン！

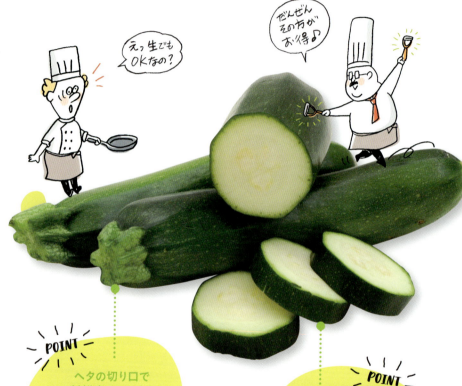

POINT
ヘタの切り口で新鮮度チェック！

選ぶ時はヘタの切り口をチェック。変色がなく、みずみずしいものが新鮮です。ヘタは食べられますが、強い苦みや渋みを感じたら有害物質「ククルビタシン」が多い証拠なので注意！

POINT
緑と黄色で成分はどう変わる？

ズッキーニは色の違いで、皮の成分が変わります。黄色には目の老化を防ぐルテインが緑の7倍、ただし、抗酸化作用のあるβ-カロテンは、緑のズッキーニの方が豊富です。

生で食べれば、
ビタミンもミネラルも逃さない

　ラタトゥイユやカレーなど、煮込み料理で食べるイメージがあるズッキーニですが、同じウリ科のカボチャと違って生食できるのがポイント。特に初夏のものはやわらかく、生食に向いています。生で食べる利点は、やはりビタミン・ミネラルの残存率。抗酸化作用が高く、美肌にも効くビタミンEは、ズッキーニを加熱すると70％もロス。ビタミンCやビタミンB群、カリウムなどの水溶性成分も含まれるので、生で食べた方が断然お得です！　また、ビタミンEとともに豊富なβ-カロテンや、目に効くルテイン、ゼアキサンチンはすべて脂溶性の栄養成分です。生でも加熱でも、食べる時はオリーブ油などと合わせて摂るのを忘れずに。

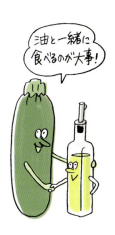

油と一緒に食べるのが大事！

HOW to CUT

ピーラーで薄くむくと
食感も楽しい一皿に

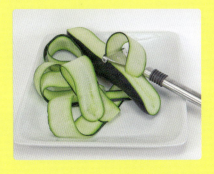

　ズッキーニを生で食べるなら、ピーラーで薄くむくのがおすすめ。水気が出にくいために切りやすく、ズッキーニらしい歯ごたえと食感も楽しめます。ズッキーニは栄養価の割にカロリーが低く、生で食べればデトックス効果も。体を元気にしてくれるので夏バテには最適です。加熱をする場合は、電子レンジを活用しましょう。茹でたり、フライパンで炒めると、レンジ加熱と比べて2.7倍も抗酸化力を失ってしまいます。

生ズッキーニはいつ食べる？

生でズッキーニを食べるなら、朝食がおすすめ。豊富なカリウムが、夜の間にたまった体内の老廃物を排出してくれます。また、食物繊維が朝食だけでなく昼食時の血糖値の上昇も抑えてくれるので、「朝の生ズッキーニ」はいいことづくしなんです。

ほうれん草は低温蒸しで ビタミンCが2倍にアップ！

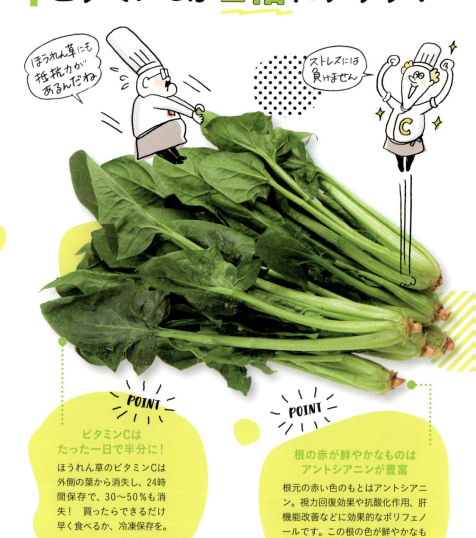

POINT

ビタミンCは たった一日で半分に！

ほうれん草のビタミンCは外側の葉から消失し、24時間保存で、30〜50％も消失！ 買ったらできるだけ早く食べるか、冷凍保存を。

POINT

根の赤が鮮やかなものはアントシアニンが豊富

根元の赤い色のもとはアントシアニン。視力回復効果や抗酸化作用、肝機能改善などに効果的なポリフェノールです。この根の色が鮮やかなものほど、アントシアニンが豊富な証拠。

もっともお得なほうれん草調理は、40〜50℃の低温蒸し！

β-カロテンやビタミンC、鉄分も豊富で、栄養野菜として人気のほうれん草。しかし、ほうれん草のビタミンCは、失われやすいのが難点です。保存しているだけでも1日で30〜50％ずつ減っていってしまい、茹でると一気に70％もロスしてしまいます。最近では電子レンジで調理することも多いほうれん草。この場合、ビタミンCを80％残せますが、もっとお得にビタミンCを残すなら、40〜50℃の低温蒸しが断然オススメ。ほうれん草は環境のストレスを受けると、身を守るために栄養や糖を蓄えようとします。低温でじっくりと熱を伝えることが適度なストレスとなり、なんとビタミンCが2倍に！　食感もシャキシャキとおいしく仕上がります。

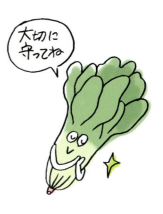

HOW to COOK

ほうれん草のビタミンCを2倍にする方法

ビタミンCを2倍にするには、40〜50℃の間で、20〜30分ほど低温で蒸します。温度の管理が難しく感じるかもしれませんが、蒸す際にフタを少し開け、調節しながら蒸せばOK。一度低温蒸しをしたほうれん草のビタミンCは、その後電子レンジで加熱しても増加したまま。一度に蒸して、冷凍保存しておくのもおすすめです。野菜によって適した温度は違いますが、カボチャ、サツマイモなど、多くの野菜で低温蒸しはビタミン残存率が高いことがわかっています。

ほうれん草の鉄分吸収を4倍にする食べ方

ほうれん草に含まれる非ヘム鉄は、もともと体内吸収されにくく、その率は2〜5％程度。せっかく摂るなら、ビタミンCが多く含まれている、じゃがいもやピーマンなどの野菜や果物と一緒に摂りましょう。吸収されにくい非ヘム鉄をビタミンCがヘム鉄に変換してくれ、体内の吸収率も最大4倍にまでアップさせてくれます。

栗の甘露煮はビタミンCがゼロ!!ビタミンB群は6割ダウン!

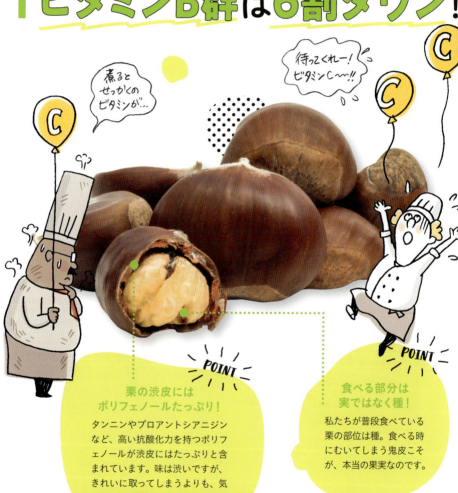

POINT

栗の渋皮にはポリフェノールたっぷり!

タンニンやプロアントシアニジンなど、高い抗酸化力を持つポリフェノールが渋皮にはたっぷりと含まれています。味は渋いですが、きれいに取ってしまうよりも、気にならない程度に食べた方がお得!

POINT

食べる部分は実ではなく種!

私たちが普段食べている栗の部位は種。食べる時にむいてしまう鬼皮こそが、本当の果実なのです。

皮をむくとビタミンも抗酸化も大ゾンに！
皮ごと調理が鉄則です。

　食物繊維が豊富で、りんごの約8倍ものビタミンCが含まれている栗。しかし渋皮まできれいにむいてグツグツと煮込む甘露煮だと、そのビタミンCはゼロ!!これではおいしくても栄養的にはかなり痛手です。本来、栗のビタミンCはでんぷんに守られて熱に強いため、外側の固い鬼皮ごと茹でる場合には9割が残ります。しかし皮をむいてしまうとビタミンCだけでなく、ビタミンB群も6割が減ってしまいます。また、栗に含まれるポリフェノールはほとんどが渋皮に含まれているため、ここを取り除いてしまうと抗酸化作用もほぼゼロに！　調理する場合には皮ごと茹でるか、渋皮ごと食べられる渋皮煮にするのが正解なんです。

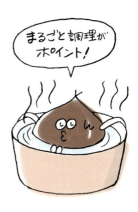

まるごと調理がポイント！

HOW to COOK

ポリフェノールたっぷり！
「栗の渋皮煮」

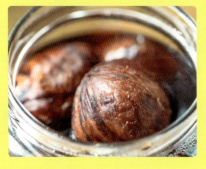

栗の抗酸化力を丸ごと摂るなら、渋皮煮で。
①栗の鬼皮（固い部分）をむき、渋皮は残す。
②栗とひたひたの水、栗に対して1％ほどの重曹を鍋に入れ、10分間茹でる。
③渋皮に残った筋を、竹串などで取り除く。
④水と重曹を替え、②を2回繰り返す。最後に水だけで5分茹で、ざるに上げる。
⑤鍋に④の栗とひたひたの水、栗の1/2量の砂糖を入れ、落としブタをして、煮立ったら弱火にして5分間煮る。
⑥栗の1/2量の砂糖を加えて混ぜ、再び10分間煮る。
⑦火を止めて冷まし、煮汁と一緒に保存する。

栗は1ヵ月寝かせると、3倍甘くなる！

栗の中のでんぷんは、貯蔵をすると糖に変わって甘くなります。その糖度は、1ヵ月保存で購入時より3倍にも！　貯蔵期間が4ヵ月になっても、甘さは増加！　ただし長期保存の場合は乾燥しないように、密封ではない状態で、ビニールや新聞に包んで保存しましょう。

CHAPTER 2 | 目からウロコのダシじらえのコツ

昆布は沸騰してから入れると疲労回復効果が10倍消失！

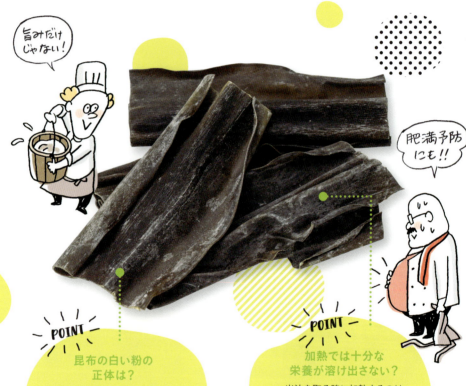

旨みだけじゃない！

肥満予防にも！！

POINT
昆布の白い粉の正体は？

昆布を保存していると出てくる白い粉。一瞬「カビ？」と思ってしまいますが、これはマンニットと呼ばれるグルタミン酸の一種。出汁のもとなので、ふき取らなくてもOKです。

POINT
加熱では十分な栄養が溶け出さない？

出汁を取る時に加熱するのは、効率的に旨みを取り出すため。疲労回復効果のあるアルギン酸や、脂肪燃焼効果のある色素・フコキサンチンは加熱では十分に引き出せません。

旨みも栄養も
10倍引き出す満点"水出汁"の取り方

　昆布出汁の一般的な取り方は、水から加熱して沸騰前に取り出すというもの。短時間で旨みを引き出し、沸騰で雑味が出るのを防ぐ生活の知恵ですが、実はこれでは昆布のアミノ酸やミネラルを十分に摂ることができません。水に昆布を浸し、2時間〜ひと晩置く「水出汁」なら、通常では溶け出さないアルギン酸やフコキサンチン、カリウムなどのミネラルを十分に引き出すことができます。また代謝を促進するミネラル・ヨウ素は通常の出汁の約10倍！　時間はかかりますが、放っておくだけなのでお手軽です。できあがった出汁は、海藻の風味が強すぎないので、和食だけでなく、ポトフなどの洋食に使ってもおいしくいただけます。

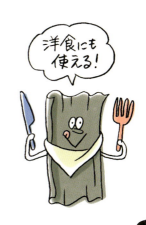

洋食にも使える！

HOW to COOK

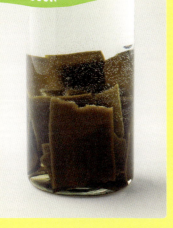

簡単、ほったらかし
水出汁の取り方

冷蔵庫に水出汁を常備しておけば、毎日の料理もラクに！　忙しい時にも重宝します。
①水1.5ℓに対して、出汁昆布20gを準備する。
②ポットなどに2cmの角切り、または細切りにした昆布を入れ、水を注ぐ。硬水だと成分が溶け出しにくくなるので、ミネラルウォーターを使う場合は軟水を。
③2時間〜ひと晩浸けてできあがり。

出汁がらも捨てると大ゾン！　不溶性の食物繊維が8割も

昆布の出汁がらにも捨てるともったいない成分がたくさん。β-カロテンや、抗アレルギー成分、不溶性の食物繊維など、水に溶け出しにくい成分が、まだまだ8割以上も残っているのです。脂溶性ビタミンを摂るためには、細切りにして炒め物に加えるのもおすすめです。

白菜は蒸し調理が最強 GABAが最大8倍に！

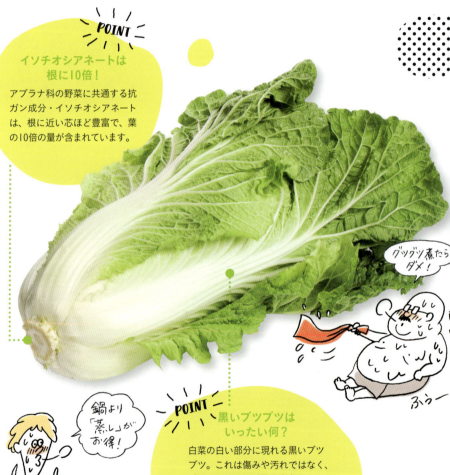

POINT

イソチオシアネートは根に10倍！

アブラナ科の野菜に共通する抗ガン成分・イソチオシアネートは、根に近い芯ほど豊富で、葉の10倍の量が含まれています。

グツグツ煮たらダメ！

鍋より「蒸し」がお得！

POINT

黒いブツブツはいったい何？

白菜の白い部分に現れる黒いブツブツ。これは傷みや汚れではなく、ポリフェノールが黒く変色したもの。出荷時のストレスなどでできますが、成分的には問題なし。削ぎ取る必要はありません！

ビタミンCほぼ100％キープ!!
いいことだらけの低温蒸し

　低温で食材を蒸す調理方法は、水分や栄養のロスが少ない調理法として知られていますが、野菜のアミノ酸の量や性質を変化させるという効果もアリ。白菜の場合、一部のアミノ酸量が変化しますが、中でも疲労回復やストレス軽減に効果的なアミノ酸・GABAが8倍に増えるだけでなく、糖をエネルギーに変えるアラニンまでもが2倍にアップします！　ほかにも低温蒸しなら、加熱に弱いビタミンCがほぼ100％残るほか、100℃以上の加熱で約50％が減少してしまうイソチオシアネートの抗ガン作用もロスがなく、ほぼ100％キープとこちらもいいことづくし。疲れた日は、ぜひ、白菜の低温蒸し調理にチャレンジを！

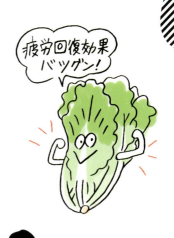

---- HOW to COOK ----

白菜の低温蒸しで
8倍のGABA＆アラニンを！

白菜のGABA、アラニンをアップさせるには、55〜60℃で5〜20分低温蒸しをします。さっぱりと食べるならポン酢やゆずこしょう、コクを足すならゴマ油+塩などでいただくのがおすすめです。
①蒸し器、または深い鍋に水を入れてその中に逆さにした碗を置き、その上に皿をのせる。
②鍋を火にかけて沸騰させ、鍋の温度が55〜60℃になるように調節する。
③鍋の温度が適温になったら白菜をのせて、5〜20分間蒸す。

GABAを摂取するタイミングはいつ？

ストレスを軽減するGABAは、夜の睡眠にも効果があると考えられています。　日中にGABAを摂取した場合、「夜の寝つきが早くなる」「眠りが深くなる」などの効果が感じられるほか、普段よりも「睡眠に満足した」という報告が5倍以上も得られました。

65

ひじきは鉄鍋調理で鉄分が10倍にアップ!

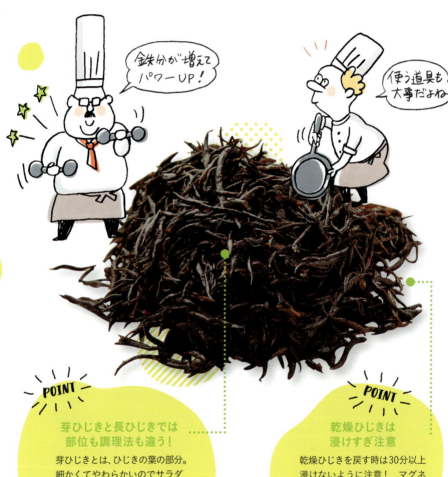

POINT 芽ひじきと長ひじきでは部位も調理法も違う!

芽ひじきとは、ひじきの葉の部分。細かくてやわらかいのでサラダや炊き込みご飯に。長ひじきは茎の部分で、歯ごたえがあり、炒め物や煮物におすすめ。

POINT 乾燥ひじきは浸けすぎ注意

乾燥ひじきを戻す時は30分以上浸けないように注意! マグネシウム、カリウムなどが1割ほど余分に流れ出てしまいます。

ひじきを調理するなら鉄製の鍋かフライパンで鉄分10倍アップでかなりお得！

　鉄分の王様・ひじきですが、ステンレス製の鍋が普及したことで、以前よりも鉄分の量が減ったことが指摘されています。その量は最多時の9分の1！　カルシウムやマグネシウムなどのミネラル、食物繊維など日々、不足しがちな成分が豊富なので、積極的に食べたい食品ですがせっかくなら鉄分も十分に摂りたいもの。鉄製のフライパンや鍋でひじきを煮ると、最大で鉄分が10倍アップ！　長く煮れば煮るほど、ひじきの鉄分量は増えるので、じっくりコトコトと煮ていくのがおすすめです。鉄分は水に溶け出すので、積極的に摂るなら炒め調理よりも、水分をひじきに煮含める調理で、不足しがちな鉄を効果的に摂取しましょう。

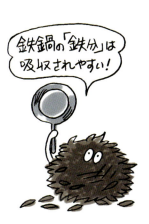

鉄鍋の「鉄分」は吸収されやすい！

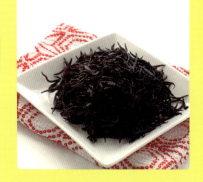

鉄分が3倍に！
お酢入りひじきの煮物

鉄鍋の鉄分は、酸性の調味料を加えると流出しやすくなります。中でもお酢を加えた場合の溶出率は3倍！　煮物にもお酢を加えてさっぱり＆鉄分アップ調理を。
①多めの水に30分浸けてひじきを戻す。
②鉄鍋にサラダ油を加え、水を切ったひじきを炒める。
③出汁150cc、しょうゆ大さじ2、砂糖大さじ1と1/2、みりん大さじ2、そして酢大さじ2を混ぜたものを鍋に入れ、水分がなくなるまでコトコトと煮る。

鉄鍋の鉄分は吸収しやすい！

鉄鍋を使わないことで「鉄分の王様」から陥落したひじき。そんな鉄鍋から摂れる鉄分は、体内に吸収されやすいヘム鉄。すべての食材の鉄分が鉄鍋で増えるわけではないですが、目玉焼きなら鉄分が2mgも増！　1日に必要な量が鉄鍋でカバーできるんです。

さくらんぼは加熱すると アントシアニンが1.5倍に!

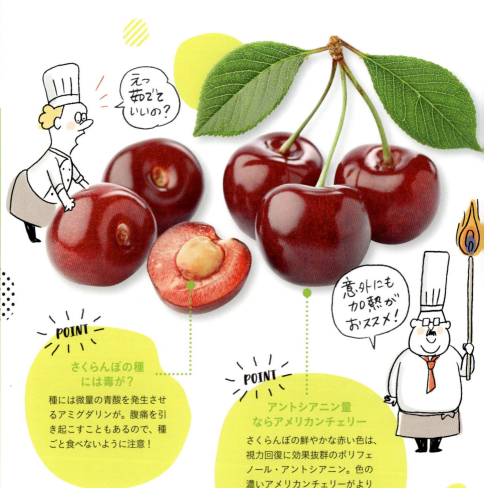

POINT
さくらんぼの種には毒が?

種には微量の青酸を発生させるアミグダリンが。腹痛を引き起こすこともあるので、種ごと食べないように注意!

POINT
アントシアニン量ならアメリカンチェリー

さくらんぼの鮮やかな赤い色は、視力回復に効果抜群のポリフェノール・アントシアニン。色の濃いアメリカンチェリーがより豊富で、普通のさくらんぼよりも2〜10倍も多く含んでいます。

さくらんぼは加熱＆冷凍で
ポリフェノールもビタミンもお得！

　さくらんぼには、アントシアニンをはじめとした抗酸化ポリフェノール、β-カロテンやビタミンCも豊富。これらを摂るなら、実は加熱がお得なんです！　98℃で10分間加熱したさくらんぼは、アントシアニンが約1.5倍、β-カロテンが約1.4倍に。通常加熱では壊れやすいビタミンCも、さくらんぼでは加熱によって活性が上がり、約1.3倍に増加します。また冷凍によっても、アントシアニン、β-カロテン、ビタミンC量がそれぞれ1.4倍に増加！　栄養面で言うなら、生よりも断然加熱か冷凍がおすすめです。また、さくらんぼの缶詰は加熱しているため、こちらもβ-カロテンが生の2倍に増加。手軽に摂りたいなら缶詰もおすすめです。

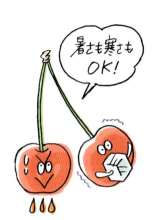

HOW to STORAGE

みかんにも劣らないパワフルな効果！

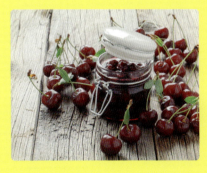

　さくらんぼの栄養はビタミン・ミネラルのバランスはいいものの、そのサイズも相まって微量だと思われてきました。しかし、近年すごいパワーを秘めていることが分かったのです。細胞に異変を起こさせ、ガンなどを引き起こす物質を抑制する「抗変異原性作用」が著しく高い食品として、ほうれん草やみかんとともに認められています。ほかにも、歯垢の発生を防ぎ、虫歯を予防するのに効果があるなど、小さな実の中に大きなパワーが詰まっているのです。

生を保存するなら密閉して常温！

生のさくらんぼを密閉せずに保存すると、さくらんぼの水分が飛び、乾燥して歯ごたえがなくなってしまいます。また冷蔵庫に入れると、冷えすぎて甘みを感じづらいため、フレッシュさを楽しむなら密閉・常温で2～3日を目途に。それ以上は加熱調理をするか冷凍がおすすめ。

大豆は水煮より蒸し豆で！
多様な成分が2倍近くアップ

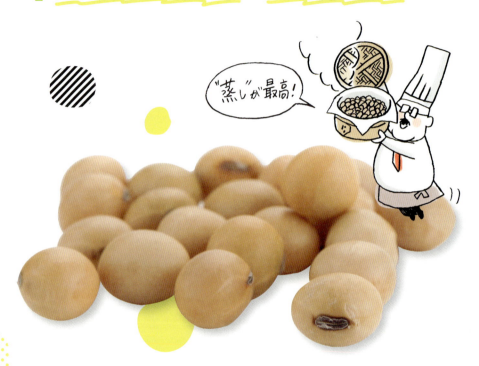

どうせ摂るなら、体が喜ぶ栄養を！
オリゴ糖にビタミンB群などすべてアップ！

　ナイアシン、葉酸といったビタミンB群など、マルチサプリといわれるほど豊富な栄養がある大豆。中でも腸内環境を整えるオリゴ糖がたっぷり。善玉菌を増やすなら蒸し豆がお得です。水茹でより、蒸して茹でればオリゴ糖が1.8倍、しかも食物繊維が丸ごと摂れて、ビタミンB群は水煮の2倍。アミノ酸の一つ、GABAも水煮の8倍に！まさに蒸し豆はお得を体現した調理法です。

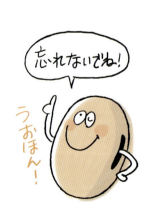

豚肉は炒めで
ビタミンや鉄分ロスなし！

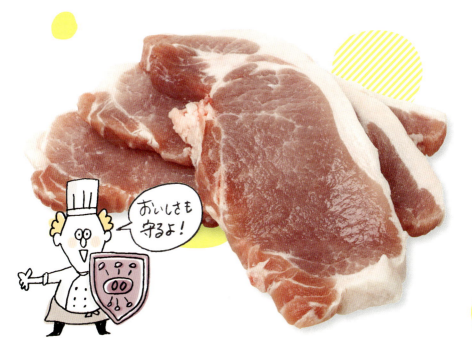

茹でや電子レンジよりも
「炒め」ならビタミン群がのきなみ高キープ！

　体の代謝に関わるビタミンB群が豊富な豚肉。しかし、茹でたり電子レンジ調理だと、ビタミンB₁、B₆が6割にダウン！　しかし炒め調理だと、9割近く残ります。ビタミンAまでもが85％もキープできるんです。さらに、一緒にニラ、ニンニク、タマネギなどのアリシンを含む野菜と炒めれば、ビタミンB₁の吸収が10倍になってますますお得です。

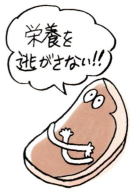

71

Column ❷

体にいい油でも、使い方を間違えると大ゾン！

油は使いどころが大事！ 炒めたり揚げ調理など、適した使い方をしないと、時には84倍も劣化が進むことに！

不飽和脂肪酸だから何でもいいわけじゃない

　油には、動物性脂肪や乳製品などに含まれる飽和脂肪酸と、植物油などに含まれる不飽和脂肪酸があります。一般には、不飽和脂肪酸の方がコレステロールになりにくく、体にいい油だと考えられています。でもさまざまな油で野菜を炒めたあとの酸化グラフを見ると、体にいいとされるえごま油の酸化は、飽和脂肪酸であるココナツ油の84倍！　これは不飽和脂肪酸の性質が不安定で、わずかな熱や光など、さまざまな影響を受けてしまうから。つまり、えごま油は高温加熱で酸化させるより、サラダの仕上げにかけるなど、加熱せずに使うのが正解です。

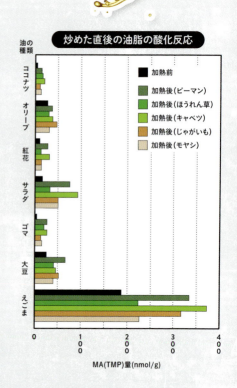

炒めた直後の油脂の酸化反応

油の種類：ココナツ／オリーブ／紅花／サラダ／ゴマ／大豆／えごま

- 加熱前
- 加熱後（ピーマン）
- 加熱後（ほうれん草）
- 加熱後（キャベツ）
- 加熱後（じゃがいも）
- 加熱後（モヤシ）

MA(TMP)量(nmol/g)

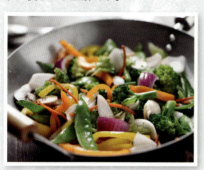

加熱OKな油 NGな油はこれだ！

ゴマ油やオリーブ油、紅花油は不飽和脂肪酸ですが、抗酸化力の高いセサミノールやオレイン酸が多く、酸化しづらいのです。ところが、同じ不飽和脂肪酸でもリノール酸、リノレン酸が多い大豆油、えごま油は加熱NG。サラダ油はオレイン酸が多いものを選んで使いましょう。

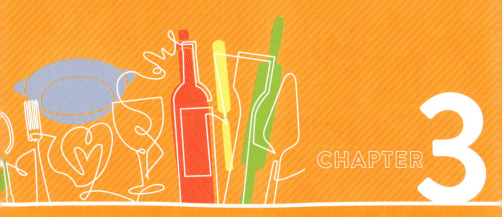

CHAPTER 3

＼そのやり方、もったいない／

買った時より栄養がアップする保存のひみつ

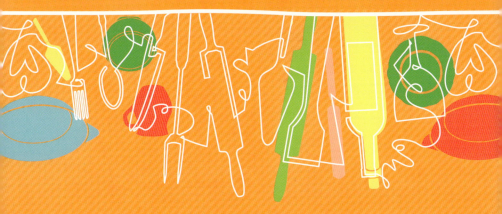

冷蔵庫の中にも"席順"
体に効く食材

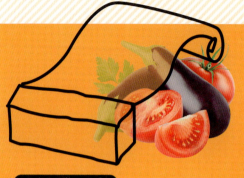

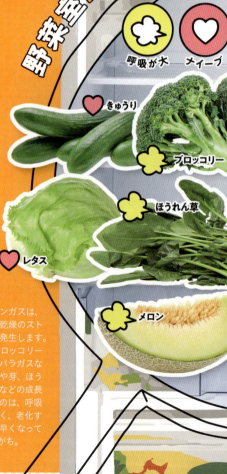

野菜室NG席順例

- 呼吸が大
- ダメージ

- きゅうり
- ブロッコリー
- ほうれん草
- レタス
- メロン

保存&栄養のコツ①

冷蔵庫内の置き方によって食材の"老化度"が変わる

野菜や果物の老化原因は「呼吸」。糖分やビタミンなどの栄養素を分解し、老化を早める成分・エチレンガスを排出します。環境によっては呼吸数が8倍にまで増加する食材もあり、保管の仕方が重要です。肉や魚は、微生物によってタンパク質や脂質が変化、腐敗していきます。

呼吸数の多い常備野菜Best5

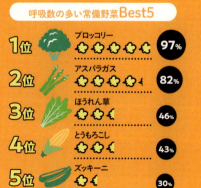

1位	ブロッコリー	✿✿✿✿✿	97%
2位	アスパラガス	✿✿✿✿	82%
3位	ほうれん草	✿✿✿	46%
4位	とうもろこし	✿✿✿	43%
5位	ズッキーニ	✿✿	30%

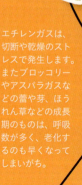

エチレンガスは、切断や乾燥のストレスで発生します。またブロッコリーやアスパラガスなどの蕾や芽、ほうれん草などの成長期のものは、呼吸数が多く、老化するのも早くなってしまいがち。

がある!!
保存のひみつ

多めに買ったり、余ったりしてしまった食材はとりあえず冷蔵庫へ。でも、ただ入れるだけでは、生きている野菜を劣化＝老化させてしまうかも！ お得に保存するなら、冷蔵庫での位置も重要です。

要注意！この野菜は隣同士にしちゃダメ！

エチレンガスには、多くの食材が影響を受けます。特に「エチレン感受性」の高いキュウリやレタス、トマトやカリフラワーなどの野菜はエチレンで老化が早くなりやすく、隣同士は大ゾン！

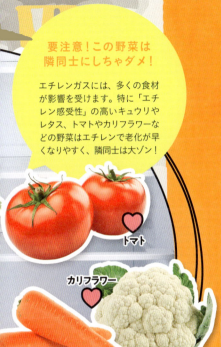

トマト
カリフラワー
ニンジン
スイカ

保存&栄養のコツ②
実は体にも悪い"食材老化"
食材の「若さキープ」は体にもイイ理由

新鮮な食材は、老化してしまった食材よりもおいしいもの。糖分だけでなく、栄養もピークなため体にもいいんです。葉野菜や芽野菜は時間とともに栄養が減少しますが、トマトやメロンなど、時間をおくことで栄養が満タンになる食材もあります。タマネギなど根野菜は乾燥が苦手なため。水分がなくなると栄養価も大幅ダウン！ その他ナスやピーマンなど、一定の温度以下では冷害を受けてしまうものもあり、野菜にとってのストレスにならない環境を知ることが重要です。

トマトは保存の仕方を間違えるとソン！

冷蔵トマトのリコピン&抗酸化力

±0%

冷蔵したトマトのリコピン量は、購入した時から変化なし。

室温追熟トマトのリコピン&抗酸化力

+40%

直射日光の当たらない場所で追熟させたトマトのリコピンは4割増加！

大根は日光浴で生より鉄分50倍、カルシウム23倍に

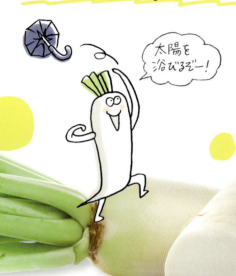

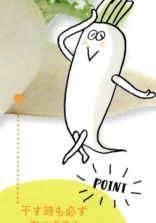

POINT
レンジ干しはNG！天日で干せばケタ違いにパワーアップ

大根は乾燥によって水分が抜け、ミネラル成分が大幅にアップします。しかし、抗酸化性能に関しては、天日干しとレンジ干しでは大違い。天日干しではアップするのに対し、レンジ干しでは大幅にダウン。太陽の力がポリフェノールを生成させ、パワーを強化してくれるのです。

POINT
干す時も必ず皮つきを！

調理の時にはむくことが多い大根の皮。でも、干す場合にも、必ず皮ごとにしないと大ゾン。干し大根のカルシウムは皮にこそ多く、皮つきと皮なしを比較すると、なんと3倍の差が。

ミネラルだけでなく
抗酸化作用も太陽の力で増量！

　大根を干して作る干し大根は、干し野菜の中でも特に栄養価が急増する野菜のひとつ。鉄分は約50倍、カルシウムは約23倍、ビタミンB₁、B₂も約10倍、ビタミンCもわずかですがアップします。しかし干すといっても、電子レンジやオーブンを使ったのでは、十分に成分を引き出すことができません。天日干しの場合、大根が持つ抗酸化作用は生よりも増加します。しかしレンジ干しの場合、抗酸化力は生よりも大幅に下がり、天日干しの半分になってしまうのです。太陽の紫外線が大根の栄養成分アップに関わると考えられていて、GABAやグルタミン酸、糖度も太陽光によって2〜3倍に増加、スーパーファイトケミカルに大変身します。

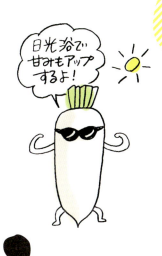

HOW to COOK

最低でも「3日干し」でいくべし！
1日干しと3日干しでは2倍以上違う！

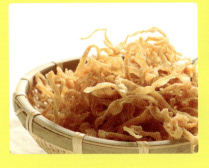

「きわめて効果の高い機能性素材」といわれるほど抗酸化性能の高い干し大根。天日の場合、1日干したものと3日干したものを比較すると、大根の抗酸化作用は、3日干したものが1日干しの5倍にアップします。糖度は2倍、カルシウムも3倍と、いずれも3日干しの方が大幅にアップ。また大根を皮ごと食べる場合、茹でるとどうしてもある程度の固さが残ります。しかし3日干しの大根は、噛み切りやすい性質に変化しているため、皮つきでも調理で驚くほど柔らかく、おいしく仕上がります。

干し大根でミネラルもお得に！

干し大根で調理をすると、生で調理した時と比較してミネラル、特に、カルシウムで2.3〜2.4倍、鉄分で最大2.5倍もの量を摂取することができます。1食でミネラル成分を効率よく摂れるなんてお得です。ぜひ、大根を日光浴させ、干したあとは密閉容器で保存を。

最強の保存しいたけはダブル日光浴で！ビタミンD10倍

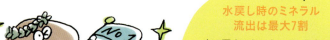

POINT

水戻し時のミネラル流出は最大7割

水で戻すことによって、うまみを増す干ししいたけですが、カルシウムで約4割、カリウムで約7割が水の中に溶け出します。戻し汁も味噌汁などに活用して捨てずに栄養をムダなく摂りましょう！

POINT

干ししいたけの栄養は生しいたけのなんと30倍！

きちんと天日で干したしいたけは、ビタミンDが30倍になるのをはじめ、カリウムが7倍、食物繊維が8倍、葉酸が3倍と、ほぼすべての栄養価が大幅にアップするスーパー食材です。

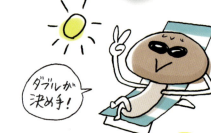

干ししいたけの天日干しで
生しいたけの8倍のビタミンDが10倍に

　人間の肌にある「プロビタミンD₃」は、紫外線を浴びることでカルシウムのバランスを整え、骨を丈夫にしてくれます。しいたけに含まれる「エルゴステロール」も、同じように紫外線を浴びるとビタミンDに変身するんです。干ししいたけは、生のしいたけに比べて、このビタミンDが約8倍も豊富！　しかし、現在の干ししいたけは、安定した生産のためにその多くが機械干しです。これではせっかくのビタミンDを十分に摂ることができません。そこで生のしいたけだけでなく、干ししいたけも食べる前に干すことで、豊富なビタミンDをさらに10倍にアップし、その上半年後でも75％をキープ。干す時間は3時間ほどがおすすめです。

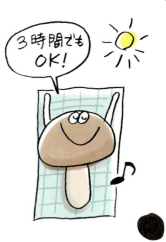

HOW to COOK

干ししいたけは沸騰したお湯に入れるとソン!!

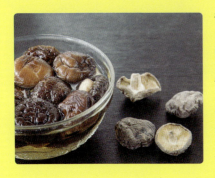

干ししいたけを戻す際、早く戻そうと沸騰したお湯に入れることがありますが、これは避けましょう。100℃では5分で、タンパク質を分解する酵素が失活してしまう上、干ししいたけの旨味成分・グアニル酸は、45～60℃で分解されてしまうからです。まずは5℃程度の冷水で5～10時間、冷蔵庫などに入れて戻し、グアニル酸を引き出してから調理するのが鉄則です！　十分にグアニル酸を増やしてから加熱調理すれば、うまみも栄養も逃しません。

干ししいたけで免疫力もアップ！

干ししいたけには豊富な食物繊維が含まれています。また抗ガン剤の成分でもあるβ-グルカンは免疫力を活性化してウイルスから体を守り、エリタデニンはコレステロールが増えるのを防ぎます。これらは水に溶け出しやすいため、戻し汁は使い切るのが賢い食べ方です。

スイカは冷蔵庫NG!! 常温ならβ-カロテンが1.4倍!

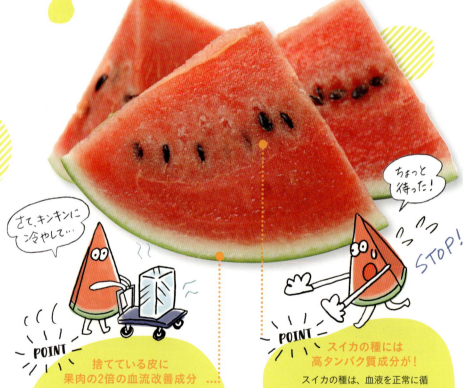

POINT 捨てている皮に果肉の2倍の血流改善成分

食べたら捨てる白い皮の部分ですが、スーパーアミノ酸「シトルリン」は果肉よりも皮に多く、その量は2倍！ 血管を若返らせ、血流を改善してくれます。

POINT スイカの種には高タンパク質成分が！

スイカの種は、血液を正常に循環させるアルブミンやアスパラギン酸、グルタミン酸など、高品質のタンパク質を含んでいます。心臓保護効果や抗血糖効果など捨てるにはもったいない！

キンキンに冷やしたスイカは
リコピンが減っちゃう！

　真夏の暑い日に、冷蔵庫で冷やしたスイカをガブリ！しかし実は冷やしすぎはNGなんです。室温と冷蔵庫保存でスイカを貯蔵した結果、室温でならリコピンは最大40％アップし、β-カロテンはなんと1.4倍に！　逆に冷蔵庫保存のスイカはリコピンがわずかに減少してしまいます。トマトと同じように、スイカにも常温での追熟が効果的なんです。食べる前は冷蔵庫ではなく、水で冷やすなどで温度をキープするのがおすすめです。実はスイカの甘みやおいしさを最も感じやすいのは20℃付近の温度。栄養もおいしさもゲットしたいなら室温で。スイカは冷やしすぎるともったいないですよ！

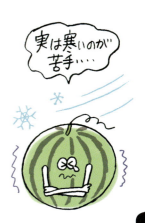

----- HOW to COOK -----

シトルリンを効果的に摂るなら
スイカの皮の酢漬け

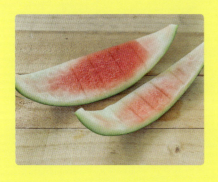

　食品の中では、スイカに最も多く含まれるシトルリン。血流をよくしてタンパク質の合成を促すため、美肌や増毛にも効果があるほか、体の冷えやむくみを取ってくれます。皮に最も多く含まれているため、皮の白い部分を活用した酢漬けがおすすめ。同量の酢と砂糖、少々の塩を皮が浸かる程度の水に溶かし、食べやすく切ったスイカの白い部分を半日ほど漬け込めばできあがり。このほか、スイカのジュースを漉して作るスイカ糖にもシトルリンが2倍含まれているのでお試しを!!

スイカと天ぷらの食べ合わせが悪い、はただの言い伝え

昔からNGの食べ合わせと言われますが、天ぷらの脂質を消化するのに胃腸に負担がかかる上、スイカの水分で体を冷やすから…というのが理由のようです。どちらも食べすぎなければOK。夏に冷えやすい人は、しょうがなど、体を温める食材をプラスして。

ニラは冷凍すると ガン予防成分が最大9.6倍アップ！

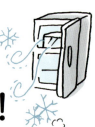

冷凍しないとソン！

寒くっても元気！スタミナも満点！

POINT
葉先はビタミン！葉身（中間部）は機能性成分！

葉先はビタミンや微量成分が豊富。亜鉛なら1.5倍以上、鉄分なら1.2倍、ホウ素やマンガンなど栄養の宝庫。一方、収穫後の葉身には多くのメチインやアリインが。特にメチインは根の2.4倍に！

POINT
ニラの根は抗酸化の貯蔵庫

ニラの根元には、アリインやメチインなどの機能性成分が多く含まれていますが、収穫回数によって含有量が変化します。収穫回数が早い時には根元に蓄積され、その後、回数が増えていくと、葉の中央部に移っていきます。

ニラは冷たいところがお好き!!
冷凍すればメチインやアリインが活性!

　独特の香りが料理のアクセントになるニラ。ニンニクやタマネギと同じく強い抗酸化作用を持つ野菜です。その一方、葉先が細く、うっかり冷蔵庫の中でダメにしてしまうことも。しかし冷凍すれば、ニラの大切なメチインやアリインは減らないどころか、ぐんと増えてくれるのです。これらは通常、細胞の中に閉じ込められていて、細胞を切ることで飛び出し、活性化します。細胞の中の水は、凍ると体積が増え、ニラの細胞を破壊します。そのために成分が切った時と同じように活性化し、その量はなんとアリインで約9.6倍、メチインで3.5倍！　その後は加熱してもほぼ減りません。低温で貯蔵すれば高温時より1.4倍糖度が増えてお得です！

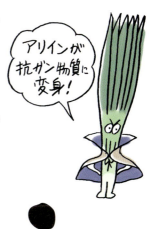

アリインが抗ガン物質に変身！

HOW to STORAGE

冷凍ニラを冷蔵庫の常連に！
ニラは外側の葉と内側の葉で栄養価が違う

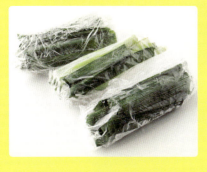

すぐに火が通るニラは、手軽に栄養成分を摂取できるお助け野菜。さらに冷凍で栄養価が上がるなら、冷蔵庫に常備しない手はありません。冷凍ニラの作り方は、使いやすい長さに切った生のニラを、食品用ラップでくるむか、保存バッグに入れるだけ!!
また、ニラの葉は外側と内側で栄養成分が違います。外側の葉には鉄分や亜鉛が多く、内側の葉はマンガンやホウ素を含んでいます。そのため外側をむしりすぎたり内側の葉を捨てるのは厳禁！　ぜひ、冷凍ニラで余すところなく使い切りましょう。

ビタミンで選ぶならやっぱり葉ニラ！

黄ニラは日に当てないようにして育てたニラのこと。ビタミンEに関しては、葉ニラの1/60とだいぶ少なくなってしまいます。ニラの花茎が伸びて蕾をつけた花ニラも、黄ニラほどではありませんがビタミンはやや減少傾向。栄養面では葉ニラがチャンピオンです！

83

いちごは赤いほど甘いはウソ！七分熟しがビタミンC最強

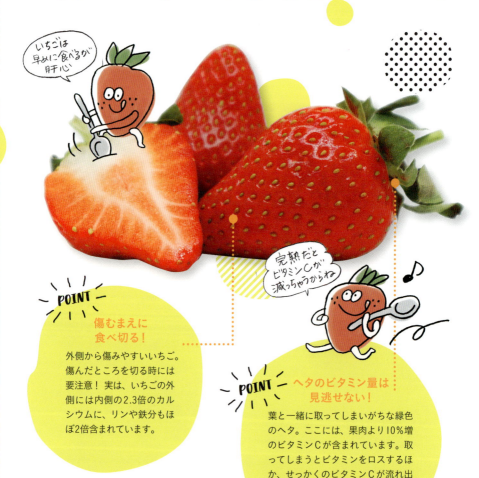

POINT　傷むまえに食べ切る！

外側から傷みやすいいちご。傷んだところを切る時には要注意！実は、いちごの外側には内側の2.3倍のカルシウムに、リンや鉄分もほぼ2倍含まれています。

POINT　ヘタのビタミン量は見逃せない！

葉と一緒に取ってしまいがちな緑色のヘタ。ここには、果肉より10％増のビタミンCが含まれています。取ってしまうとビタミンをロスするほか、せっかくのビタミンCが流れ出やすくなるので注意！

実はビタミンCを摂るなら真っ赤に熟す前、成熟一歩手前のいちごが100％！

いちごを買う時は、真っ赤に色づいて完熟したものを選びがちですが、実は甘さと糖度には関連はありません。しかもビタミンC量でいうと、完熟よりも一歩手前のいちごの方が多いんです。七分程度に熟したいちごのビタミンCを100％とすると、完熟したいちごのビタミンC量は80％ほど。熟すにつれて水分量が増えるため、ビタミンC量は少しずつ減ります。つまり、七分熟しのいちごこそが、栄養的には最高値ということ。ここをピークに、ビタミンC量や有機酸含量などが減少します。まだ青い部分が残るいちごを見つけたら、ビタミンCをお得に摂るチャンスです！

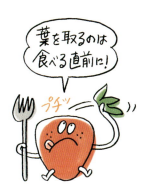

HOW to COOK

カテキン21倍！葉っぱごと摂るならドリンクに！

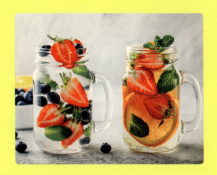

いちごの葉には、カテキンの21倍の抗酸化作用を持つアグリモニイン、タマネギの重要成分ケルセチンなどが含まれ、捨ててしまうのはかなりもったいない部位なんです。しかも、いちごの葉には、女性に嬉しい美白成分が。また、ポリフェノールも全体の3倍もの量が含まれています。スムージーに入れたり、ミネラルウォーターに浸けてフレーバーウォーターにするのもおすすめ。農薬が心配なら、丁寧に洗ってから利用しましょう。

いちごは、冷やしすぎないで！ 野菜室での保存がベスト！

いちごを0℃と10℃で保存した場合、抗酸化作用は10℃の方が1.75倍も高い結果に！ アントシアニンの含有量も、ポリフェノール量も10℃のほうが3倍以上多く含まれていました。買ってきたいちごは、まずは野菜室へ。なるべく栄養価の高いうちに食べて。

バナナは追熟で抗酸化効果が3倍にパワーアップ！

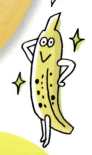

ゆっくり休ませて追熟だネ！

しっかり食べてスリム効果

POINT
おいしいバナナは角ばっていないもの

バナナは、黄色くなる直前に収穫されたものが特においしく、角の部分に丸みがあるものが◎。またバナナの皮には食物繊維やカリウムが果肉以上に含まれていて、内側には、果肉の8割のビタミンCが。

POINT
追熟時にはヘタをラップでガードすべし！

果物はエチレンガスによって熟成が進みます。バナナの場合は、ヘタからガスを発生させますが、他の野菜・果物の劣化も早めてしまうため、茎の部分をラップでしっかりとくるんで、他の食材への影響を抑えましょう。

バナナは追熟すれば3倍お得！
おいしさも栄養もタイミングが決め手！

　完熟する前にバナナをお得に食べるなら、追熟＆食べごろを見極めるのがポイント。追熟することで、バナナに含まれる糖分が増え、腸内環境を整えるオリゴ糖もアップします。またバナナは、ニンニクや緑茶に匹敵するほど抗酸化力が高い食材。β-カロテンやポリフェノール、生活習慣病を予防するβ-クリプトキサンチンなど、多くの抗酸化成分が含まれています。この活性は、完熟したものと未熟バナナを比較すると、完熟した方が3倍にもアップします。追熟するなら夏場は3日前後、冬場なら5日前後がメド。1週間経つとビタミンCの残存率は33％と激減するので、食べごろを逸しそうなら購入時に冷凍すれば60％のビタミンCがキープできます。

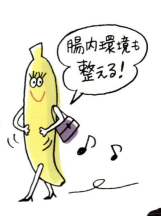

HOW to COOK
ホットバナナなら皮つきで加熱がお得！

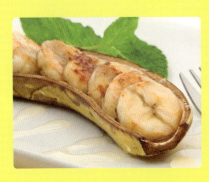

バナナの整腸作用を摂るなら、加熱して食べるのもおすすめです。オリゴ糖が最大3倍にも増えるため、腸からの吸収率がアップするほか、腸内環境が整うことで、肥満やアレルギー対策につながり、体を冷やすバナナの特性もカバーできます。加熱で甘くなるのは、65～75℃の熱ででんぷんが分解されるのが原因。皮をむいてフライパンやオーブンで焼くと、温度変化が急激すぎて、分解が進みません。皮つきならじっくり火が入り、皮のミネラル成分も実に移ります。

バナナはスポーツドリンク並みの疲労回復効果あり！

スポーツ時の食事にもよく使われるバナナ。実は最新の研究で、栄養補給効果、筋肉の炎症防止などの面において、スポーツドリンクと同等の効果があるという結果が発表され、特に、バナナにはスポーツドリンクにはないビタミンや食物繊維も含まれるため、運動前・運動後に摂ればすばやい疲労回復につながります。日常生活でも上手にバナナを活用して。

ネギは乾燥させると抗酸化力が50%ダウン!

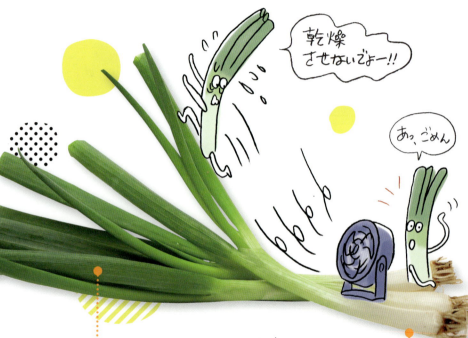

POINT
ネギの青い部分はネバネバが決め手!

ネギの青い部分の内側にあるネバネバの成分・ペクチン。ここには免疫力を活性化する作用があり、ネバネバを摂取すると、体内の異物を食べる免疫細胞・マクロファージが最大5倍に活性化!

POINT
ネギの白い部分は生薬のパワーが!!

漢方では、ネギの白い部分には体を温めて風邪を治す生薬として用いられています。青い部分が免疫活性パワーなら、白い部分は血流改善効果!! 風邪やウイルスをダブルパワーで撃退!

ネギは加熱や冷凍にも強いけれど乾燥には弱い！

　ニンジンやほうれん草と並ぶ抗酸化力を誇るネギ。そしてネギといえば免疫力を高め、風邪などのウイルスに抵抗する強いパワーを誇る冬のお助け野菜です。特にネギの青い部分に含まれる粘液成分は、抗アレルギー作用を約1.5倍、免疫活性を約5倍、ＮＫ細胞（※）の活性を約2.5倍に高め、ウイルスに抵抗する力をトリプルで強化してくれます。これらは加熱や冷凍では失われにくいのですが、唯一の敵は乾燥！　ネギを乾燥させると、抗酸化力はなんと半分になってしまいます。また抗酸化力だけでなく、ビタミンＣなどのビタミンも乾燥によって減少。ネギの乾燥対策は必須です!!

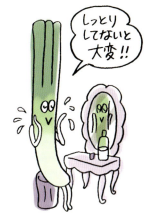

HOW to STORAGE

ネギを乾燥させない保存法とは？

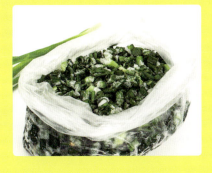

ネギの粘液や水分を守るには、乾燥しない保存が大切。冷蔵する時は、0℃に近いチルド室で保存すると、ネギがエネルギーを節約するために水分の蒸発が抑えられます。また糖分を蓄えようとするため、甘みも8％アップ！　ネギが余ってしまうという場合には冷凍保存を。冷蔵・冷凍どちらの場合も、青い部分の水分が白い部分の傷みを早めるため、部位を切り分けて保存しておくのがポイントです。

ネギを薬味にたっぷり使って疲れ知らず！

冬にはウイルス性の風邪予防にたっぷり摂りたいネギ。鍋物の薬味には、常に常備しておきたい野菜です。ネギのアリシンは、ビタミンＢ₁の吸収率を10倍に引き上げるため、豚肉を使った鍋物や料理には必須。消化促進効果もあるので、夏場の疲れた胃にもおすすめ。加熱しても免疫性作用は失活しないので、調理に薬味に、どんどん活用しましょう！

※ナチュラル・キラー（natural killer:NK）細胞はパトロールしながら、がん細胞やウイルス感染細胞などを見つけ次第攻撃するリンパ球です。

夏カボチャは3ヵ月後に β-カロテンがピーク、3.5倍に!

食べごろはもっと先でも大丈夫

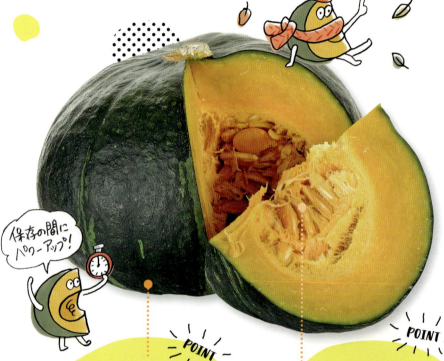

保存の間にパワーアップ!

POINT
β-カロテンのほとんどは皮に!

カボチャの皮は固いからと切って捨てる人も多いはず。でもそれではせっかくのβ-カロテンが大ゾン! 皮には実の約26倍の量が含まれているので、6割以上の抗酸化成分を捨てます!

POINT
種には138倍のプロテイン!

カボチャの種には、たくさんのビタミン、ミネラルや抗酸化成分が含まれています。中でもプロテインは実の138倍! 食物繊維も39倍になります。疲れた時にもおすすめ。

夏に収穫されるカボチャはまだ未熟！
保存しながら、しっかりと追熟を

　夏野菜のカボチャは、固い皮に覆われていて保存性の高い野菜です。スーパーなどで売っているカボチャは追熟済みですが、収穫したてのかぼちゃを手に入れた場合は、追熟でβ-カロテンをしっかり引き出せば3ヵ月でなんと3.5倍に！　目を守るルテインは4倍にもアップします。またでんぷんが糖に変わるので、甘みも増加。追熟する場合には、切らずに10～15℃の直射日光が当たらない風通しのいい場所に置きましょう。ヘタにひびが入り、皮の色がオレンジがかってきたら完熟した証拠。ただし、追熟中にヘタがやわらかくなってきたり、カビてきたりしたら中止してできるだけ早く食べてしまいましょう。

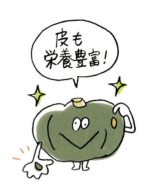

皮も栄養豊富！

HOW to COOK

カボチャのビタミンCは加熱OK！

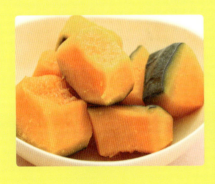

　じゃがいもと同じように、かぼちゃのビタミンCもでんぷんに守られているため加熱に強いもの。しかしかぼちゃは切って加熱することが多いため、茹で調理だとビタミンCは2割、β-カロテンは5割に減少してしまいます。蒸し調理ならどちらも1割程度の減少で済むほか、電子レンジでの加熱ならビタミンC、β-カロテンともにほぼ100％が残存！　茹でる場合には、汁ごと食べられる調理にするのがポイントです。β-カロテンは、油と一緒に摂るのを忘れずに。

冷凍すれば栄養成分をキープ!!

　使いやすい大きさに切ったかぼちゃを、ひとつずつラップに包んで冷凍すると、ほぼビタミンB類、ビタミンCの量は変わらない上、わずかながらβ-カロテンの量はアップ。煮物やスープ、味噌汁に使う場合は凍ったままでOK。電子レンジで解凍すればビタミンは減りません。

Column ❸

牛肉・豚肉・鶏肉、保存キングはどれ?

保存の見極めが難しい肉類。肉の種類・売られている形で、保存日数は大きく変わるので要注意です！

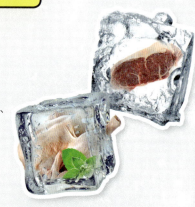

肉の種類だけじゃなく、形状や解凍の仕方もポイント！

　特売でまとめ買いしたお肉を、いざ使おうとしたら傷んでいた、なんて経験はありませんか？ 肉にも保存に向くもの、向かないものがあるんです。重要なポイントは「水分の多さ」と「空気に触れる面積」。しっとりと水分が多い鶏肉は傷みやすく、水分が少ない牛肉は長い保存が可能です。また空気に触れる面がもっとも少ないかたまり肉は傷みにくく、厚切り、切り身・スライス、ひき肉と、空気に触れる面が増えるほど、保存日数が短くなるのです。

　冷蔵保存の場合、鶏の切り身であれば1日、豚のブロックなら2～3日、牛肉のブロックなら5日が目安。冷凍の場合、注意したいのは解凍法です。電子レンジで急速に解凍すると、温度差で肉質が変化し、ビタミン、ミネラル、アミノ酸を含むドリップが流出してしまいます。氷水に浸けて解凍すれば、温度差が少ないため、ドリップがほぼ出ず、肉質も変化しません。

お肉の保存ランキング

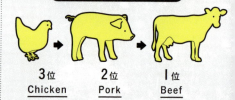

最下位の鶏肉の中でも最も水分量が多いのはささみなので、保存の際は注意！ 豚肉は、見た目では変化がわかりにくいですが、茶色がかってきたら危険信号です。

形状保存ランキング

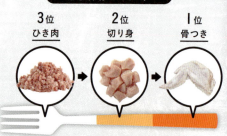

骨なし、皮なしになるほど保存期間は短い！

ひき肉はその日に食べ切るか冷凍を。鶏肉の切り身は1日、豚肉の切り身・スライスは2日、豚肉ブロックは2～3日、牛肉スライスは3～4日、牛肉ブロックは5日。冷凍したものは、1ヵ月を目途に使い切りましょう。

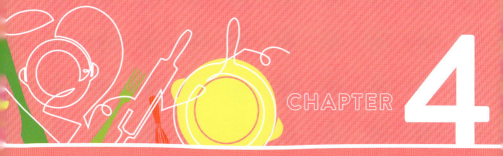

CHAPTER 4

＼おいしく食べて、体が喜ぶ／

身になる食べ方&食べ合わせ新ルール

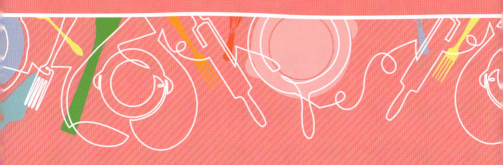

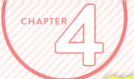

CHAPTER 4
ウナギに梅干しは体
体が喜ぶ食べ

最新

ウナギと梅干し、天ぷらとスイカなど、食べ合わせが悪いと言われる組み合わせ。実際には迷信だったり、とんでもない量を食べなければまったく問題ないものが多いのです。

食べ方の科学①
食べ合わせの良し悪しを決める
ムダなく栄養を摂る3つのルール

「食べ合わせ」には、食材の栄養を数倍にも生かす「相乗効果」、同じ効果がプラスし合うことでより栄養が高まる「相加効果」、そして成分がぶつかり合って消えてしまう「相殺効果」があります。

食べ方の科学②
食材の組み合わせは
科学的に解明できている

食材に含まれる栄養成分の組み合わせによってどのような効果があるかは、ビッグデータによって1000を超える食材についてすでに分析が行われています。

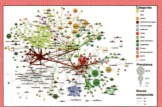

食材に含まれる成分同士の化学的関係を示した図。© Yong-Yeol Ahn, Sebastian E Ahnert, James P. Bagrow, and Albert-László Barabási.

How to eating?
消化・吸収と
バランスで考える

食べ合わせは、栄養成分同士の相性を知ることと、栄養成分が吸収されやすい時間やタイミングでソンか得かが決まります！

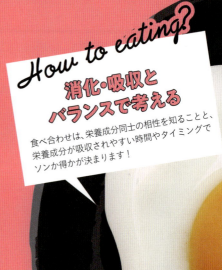

**ベーコン＆卵は
カルシウムの吸収が問題**

ベーコンなどに含まれるリン酸塩は、カルシウムの吸収を妨ぐ働きがあるため、毎日朝はベーコンエッグ、という習慣の人は要注意！

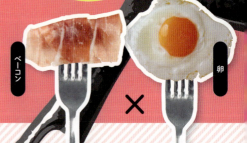

ベーコン × 卵

に悪いはウソ！
方のウソ・ホント

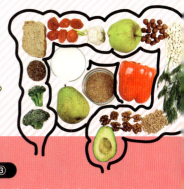

食べ方の科学③

大事なのは体の中の消化・吸収!!
ポイントは"いつ食べるか"

食べ合わせとともに大切なのが、食べるタイミング。例えば、鉄分は吸収に約8時間かかり、朝摂っても腸で吸収されるのは夕方。逆にいえば、朝は夕方の約2倍の吸収率があります。また夜に骨が作られるため、大豆イソフラボンは夜がおすすめ。食材は消化吸収を考えてチョイスを！

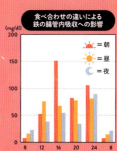

食べ合わせの違いによる鉄の腸管内吸収への影響

キュウリがトマトの ビタミンを破壊！
キュウリに含まれる酵素・アスコルビナーゼは、ビタミンCを酸化させます。一緒に食べるなら、レモンなどの酸を加えましょう。

グレープフルーツが 油の吸収をガード！
食前のグレープフルーツは、血糖の上昇や中性脂肪の吸収スピードを約1/2に。糖や脂質の代謝をアップしてくれ生活習慣病予防に◎！

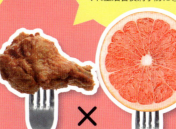

トマト × キュウリ　揚げ物 × グレープフルーツ

95

牡蠣は加熱すると ビタミンB₁₂が3.5倍お得!

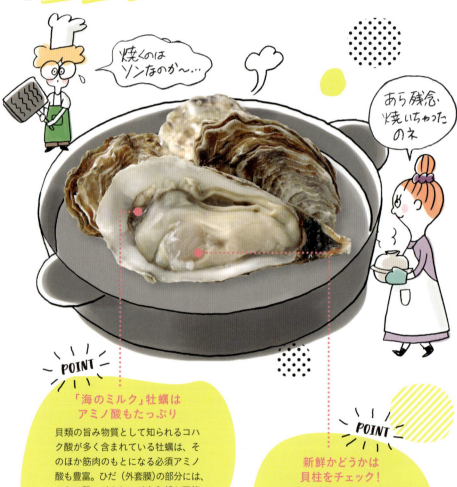

POINT
「海のミルク」牡蠣は アミノ酸もたっぷり

貝類の旨み物質として知られるコハク酸が多く含まれている牡蠣は、そのほか筋肉のもとになる必須アミノ酸も豊富。ひだ（外套膜）の部分には、アミノ酸・ビタミンが中心部と同等に含まれていて、ここに厚みがあるものが栄養たっぷりの証し!!

POINT
新鮮かどうかは 貝柱をチェック!

むき身の牡蠣を選ぶ時は、貝柱が半透明なものがおすすめ。鮮度が下がると、乳白色になります。また牡蠣の亜鉛は、6月になると増え、最も少ない4月の約2倍に!

煮汁までしっかり摂れば、3.5倍のビタミンを逃さずゲット！

　肝機能を強化するビタミンB₁₂のほか、疲労回復のタウリン、造血作用の鉄、免疫力を強化する亜鉛など、「食べる健康ドリンク」並みにさまざまな成分を含む牡蠣。ビタミンB₁₂やタウリン、亜鉛などの各種ミネラルは水溶性のため、加熱すると煮汁へと溶け出してしまいます。そのため、加熱して身だけ食べる場合は、ビタミンB₁₂が6〜7割、タウリンも3割もロスしてしまうんです。汁までいただけば、ビタミンをほぼ摂れるほか、20分加熱した牡蠣のビタミンは吸収率が約3.5倍にアップ！たっぷりのミネラルで、疲労回復効果や快眠効果のある牡蠣を、おいしくお得にいただきましょう。

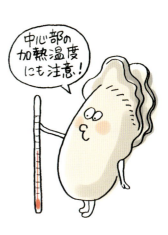

HOW to COOK
冷凍牡蠣ペーストでアミノ酸を4倍お得に！

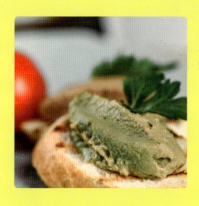

牡蠣は冷凍や解凍をすることで、肝臓の働きを助けるアラニンや、グルタミン酸を約3〜4倍に増やします。ただしそのまま冷凍すると風味は落ちてしまうので、旨みたっぷりのペーストにして冷凍保存するのがおすすめ。ひたひたの水と酒を加え、弱火で20分加熱し、水分が少なくなったところを、フードプロセッサーなどにかけてペースト状に。冷凍したものに、牛乳などを加えてクラムチャウダー風にしたり、バゲットにつけたりと使い方もさまざまです。

牡蠣の効果をアップする組み合わせ！

牡蠣に含まれる、亜鉛やカルシウム、鉄など、豊富なミネラルの吸収率を上げるなら、レモンや酢などの酸を加えます。体内に吸収しにくいミネラルを溶けやすくして吸収率をアップしてくれます。ほうれん草やニンジンなどのビタミンAと摂ると筋肉の修復に効果的。

炊飯時に酢を加えるとタンパク質の消化率が10倍にアップ！

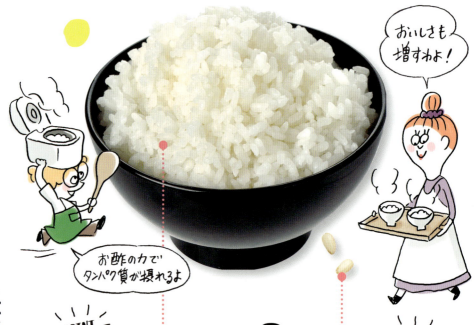

おいしさも増すわよ！

お酢の力でタンパク質が摂れるよ

POINT
お米は生鮮食品！野菜室保存がベスト

お米は麺類やパスタのように長期保存が可能と思われがちですが、実は、野菜と同様に生鮮食品です。買って2週間ほど経つと抗酸化力は激減します。特に夏は、冷蔵庫の野菜室保存で、1ヵ月を目途に食べきることを忘れずに！

POINT
胚芽部分にはリラックス効果が

欠乏するとイライラや倦怠感につながるビタミンB₁、ストレスや疲労を解消するGABAが米の胚芽部分に80％も！ 完全に精米するのではなく、胚芽部分も残しておけば、高い効果を得ることができます。

お酢が米のタンパク質の消化・吸収を促進！

　精白米のおもな栄養成分は炭水化物ですが、これに次いで多いのが、全体の6％を占めるタンパク質で、おもに、胚乳に蓄えられたものです。このタンパク質は、炊飯すると消化しづらくなる性質を含んでおり、一部は消化・吸収できないまま、体外に排出されてしまいます。ところが、炊飯時に酢を少量加えると、普通に炊いた時よりも最大約10倍量のタンパク質が溶け出すため、より消化しやすい形に。また酢を入れて炊いたお米はデンプンを分解して糖を増やしてくれますが、その量は水だけで炊いた場合の2.4倍！ ふっくらとおいしく炊けるだけでなく、この糖分は効率よくエネルギーになり、疲労回復時にオススメです。

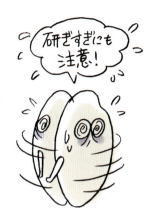
研ぎすぎにも注意！

HOW to COOK

玄米を炊くなら吸水させるのがマスト！

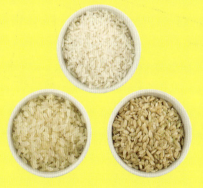

　胚芽や果皮などを削らずにそのまま食べる玄米は、ミネラル成分が約最大5倍、ビタミンEが約6.5倍、ビタミンB₁も約5倍と、白米に比べ、栄養成分がかなり豊富です。しかし、玄米をそのまま炊いただけでは、栄養を吸収しづらいうえ、体内の酸化を進めてしまうアブシジン酸が発生してしまいます。そのためまず玄米を炊く際には、12時間以上吸水させるとアブシジン酸の働きを抑え、血糖値の上昇を白米の約8割に抑えてもくれるのです。

お米は脳のエネルギー！

糖質制限などの影響で、「ごはん＝太りやすい」という印象がありますが、過度の糖質制限は、脳へのエネルギーが不足するので要注意！ ごはんの糖質は、脳のエネルギーの大事な栄養。不足すると脳だけでなく、体の不調にもつながります。

99

牛肉は脂肪カットでビタミンEが半分に！

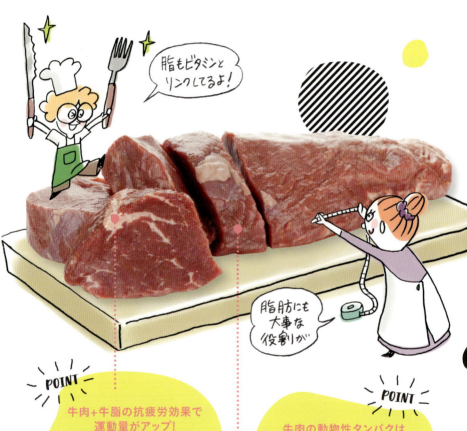

POINT
牛肉+牛脂の抗疲労効果で運動量がアップ！

マウスの運動量を調べる実験で、牛肉+牛脂を摂取すると、運動後の疲労回復を早め、運動量を向上させる効果があることがわかりました。疲れたな、と思ったら積極的に摂りましょう！

POINT
牛肉の動物性タンパクは吸収率が9割！

私たちの体の約2割を担うタンパク質。必須アミノ酸を含む動物性タンパクは、吸収率が97％！　植物性タンパクの84％と比較すると、より効率よく摂取することができるんです。

牛肉の脂肪をカットすると、
ビタミンEも疲労回復効果も大ゾン！

　牛肉のカロリーを少しでもカットしようと、脂肪の部分を取りのぞいてしまうと、脂身つきの牛肉と比べてビタミンEが約半分に減少してしまいます！　牛肉の脂質は脂肪に変わるただの高カロリーなものではなく、疲労回復や筋肉増強の強い味方。肉の脂が体に悪いというのは、科学的にも根拠がないものなんです。牛肉は短時間加熱で消化がよくなり、アミノ酸も増加するため、さっと焼く、煮るなどの調理法がおすすめ。また、不足しがちな鉄・亜鉛などのミネラルも牛肉には豊富。より効率的にミネラルを摂取するなら、レモンを搾ってビタミンCをプラスしましょう。体に吸収しづらいミネラルの吸収率をアップさせてくれます。

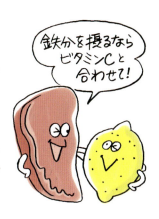

鉄分を摂るならビタミンCと合わせて！

HOW to CHOOSE

牛肉のカルニチンは子牛よりも成牛に3倍多く含まれる！

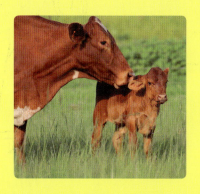

　牛や羊などの赤身肉にある脂肪の代謝に欠かせない成分・L-カルニチン。脂肪燃焼や疲労回復に効果があるとして注目されていますが、子牛と成牛の筋肉中のカルニチン量を比較すると、成牛に含まれる量は子牛の3倍！　また、牛舎内で飼われている牛よりも、放牧されている牛の方が、カルニチン含有量が高いということもわかってきました。今は肉の見た目でカルニチン量を測定できませんが、研究が進めば、高カルニチン牛が発売されるようになるかも…！

赤身肉で「幸せホルモン」をサポート

　牛肉のタンパク質に含まれるトリプトファンは、精神を安定させたり、睡眠を促したりする別名「幸せホルモン」と呼ばれるセロトニンの分泌を活性化させる成分。牛肉の赤身に特に多く含まれています。疲れているな、と感じた時には、朝に食べるのがおすすめです。

カレイの煮付けは煮崩れでビタミンを4割ソンする！

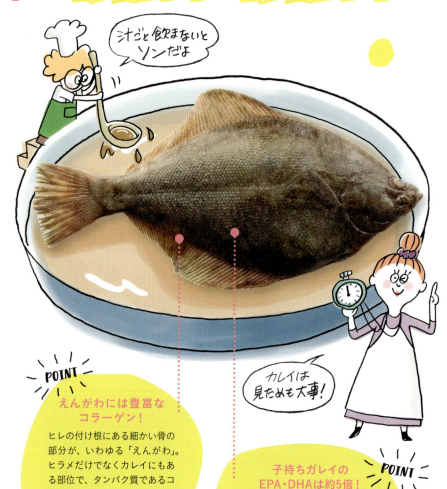

汁ごと飲まないとソンだよ

カレイは見ためも大事！

POINT

えんがわには豊富なコラーゲン！

ヒレの付け根にある細かい骨の部分が、いわゆる「えんがわ」。ヒラメだけでなくカレイにもある部位で、タンパク質であるコラーゲンや、EPA・DHAも身の部分より豊富です。

POINT

子持ちガレイのEPA・DHAは約5倍！

カレイにはカルシウムの吸収を高めるビタミンDが豊富に含まれています。子持ちガレイの場合、ビタミンDの含有量は減ってしまいますが、葉酸、ナイアシンなどのビタミンB群や、EPA・DHAは約4〜5倍にアップ！

煮汁は少なめ＆汁ごとなら
ビタミンB群ほぼ100％！

　全身を使って泳ぐカレイは加熱することによってその全身のコラーゲンが溶け出すため、非常に煮崩れしやすい魚です。カレイには、糖質を代謝するビタミンB_2、肌や髪の健康を保つビオチンなど、水溶性のビタミンB群が豊富。ところが煮崩れしてしまうとその約40％が流出してしまいます。カレイは長時間煮ても味がしみ込みにくいので、少なめの煮汁で、沸騰してから10分ほどという短時間で煮るのが正解。ふっくらとして、煮崩れのない煮付けになります。また、カレイ、魚卵などのEPA・DHAは加熱調理で約2倍になり、お得に摂ることができるので、煮崩れを防ぎながら上手に調理することが大切！

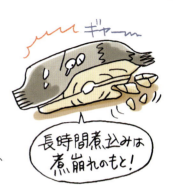

HOW to COOK

甘みは砂糖？ みりん？ どっちが正解？

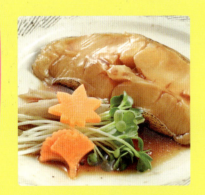

　煮魚をする時にみりんを使うと、身をひきしめるので煮崩れしにくくなります。またEPA・DHAの酸化を1〜2割抑えてくれるので、甘みはみりんでつけるのがおすすめ。カレイと水をフライパンに入れて沸騰させ、みりんと砂糖を加えて、その後、しょうゆを入れて10分ほど煮れば完成です。ただし、みりんは風味を引き出す作用もあるため、魚のくせが苦手な場合には、酒＋砂糖＋しょうゆのみで煮ていきましょう。

カレイの煮汁を捨てるのはもったいない!!

煮汁には水溶性ビタミンのほか、コラーゲンが溶け出しているので、しばらく置いておくと煮こごりになります。煮こごりには高い抗酸化力があり、特にしょうゆで作ったものには約2倍の脂質酸化抑制効果が。カレイの煮汁はゴボウなどの野菜を煮て再利用して！

いちごの葉を捨てると20倍の抗酸化力をソンする!

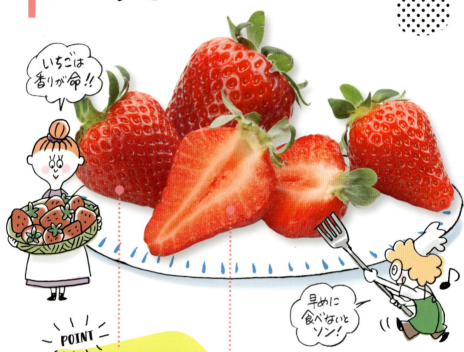

POINT

ビタミンも香りも置けば置くほどソン!

いちごは追熟しない果物なので、常温保存でビタミンCも香り成分もどんどん消失! また時間が経つと、アントシアニンが半分になってしまうので、買ってきたらできるだけ早く食べるのがベスト!

POINT

いちごは下部ほど甘い!

いちごは、赤い部分ほど甘いと思われがち。でも、実は色に関係なく部位で決まっていて、いちごは下から上に行くにつれ、糖度は低くなります。

いちごの葉には果肉の3倍以上の
ポリフェノールに、20倍の抗酸化力!!

　通常捨ててしまういちごの葉は、なんと果肉の3倍以上のポリフェノールが含まれている抗酸化成分の塊！その量は、果肉と比較して最大1.5倍も含まれ、抗酸化力は20倍にも。メラニンの生成を防ぐチロシナーゼ阻害成分など美白成分も含まれ、まさに「食べる美容成分」なんです。また、抗アレルギー作用があることも最近の研究でわかっていて、体を内から外から元気にする効果が満タン！　いちごの葉をそのまま食べるのは難しいですが、これらの成分は水やアルコールにも比較的溶けやすいため、ドリンクにすればお得にアンチエイジングの効果を得られます。しっかり洗ってから、好みの飲み物に入れてみて！

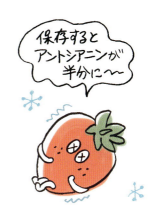

保存すると
アントシアニンが
半分に〜

----- HOW to COOK -----

いちごの茎の
栄養も見逃せない！

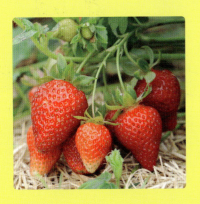

　いちごは茎から栄養を受け取り、維管束を通って表面にある実（つぶつぶの部分）に届けます。いちごの頭に残る緑色の茎は、この栄養の通り道になる部分。栄養素としては葉緑素が豊富で、抗酸化力とともに弱った胃や腸を元気にするほか、脱臭・殺菌作用にも優れています。また、いちごの香り成分・フラネオールはこの部分に豊富。捨てずに食べて、余すところなくいちごの栄養をゲットしましょう！

いちごのポリフェノールは脳の機能も高める！

　いちごを含め、ベリー系のフルーツの抗酸化効果は高いものですが、いちごのポリフェノールは、心臓病予防に効果があるほか、脳の神経の伝達信号を刺激し、認知機能の低下や身体機能の衰えを食い止めてくれるということが期待されています。

サンマのEPA・DHAなら
フライパン加熱がお得！

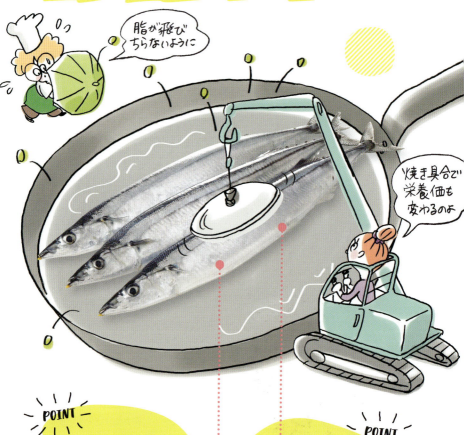

POINT
サンマはワタや内臓も賢く摂って

サンマのEPA・DHAは身には最も少なく、内臓に20％が含まれています。またワタにはビタミンAの一種・レチノールが豊富。柑橘類のビタミンCと合わせると効果倍増です！

POINT
選ぶなら、太ったサンマが2倍お得！

EPA・DHAは脂質にだけ含まれる成分。だから同じ体長（大きさ）のサンマなら、ふっくらとして肥満度の高いものほど、EPA・DHAも豊富。肥満度5以上のものとそれ以下のものを比べると、EPAが2倍、DHAは1.4倍にもなります。

サンマはたっぷりの脂質も大事！
フライパンでEPA・DHAをキープ

　秋のサンマは、たっぷりのった脂を落としながら、グリルや網で香ばしく焼くのが一番！かと思いきや、栄養成分的には、フライパン焼きがベストなんです。脂を落としながら焼くということは、EPA・DHAも一緒に捨ててしまうということ。グリルだと3割減ってしまうEPA・DHAが、フライパン焼きなら1割程度のロスですみます。また魚の脂質はとても酸化しやすいので、レモンやすだちなどの柑橘類の果汁と一緒に摂るのは、酸化防止の意味でも理にかなった食べ方なんです。買ってきたらワタごと焼くのがベストですが、逆に保存する場合には、菌の繁殖を抑えるため、ワタを取り、きれいに洗って1尾ずつラップに包んでから冷凍します。

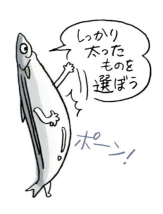

---- HOW to COOK ----

失敗しない！
サンマのフライパン焼き

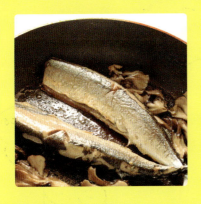

フライパンでサンマを焼く時には、内臓を切って臭みが出たり焦げついたりしないように注意が必要。
①サンマの肛門の少し手前を起点にして、斜めに包丁を入れます。
②1尾につき小さじ1/2ほどの塩をふり、10分ほど置いてから水分をふき取ります。
③フライパンにサラダ油をひき、両面をこんがりと焼きます。
④大根おろしや柑橘類などを添えていただきます。

焼き魚よりもカルシウム8倍！ サンマの缶詰

季節以外にもサンマを食べたい、焼くのが面倒くさい…。そんな時には缶詰がおすすめ！骨ごと食べられるので、焼き魚よりもカルシウムは約8倍、鉄分も約2倍にアップします。EPA・DHAやビタミン類はやや減少しますが、手軽に青魚の栄養が摂れる強い味方です！

107

もみじおろしは8:2で混ぜると2倍お得！

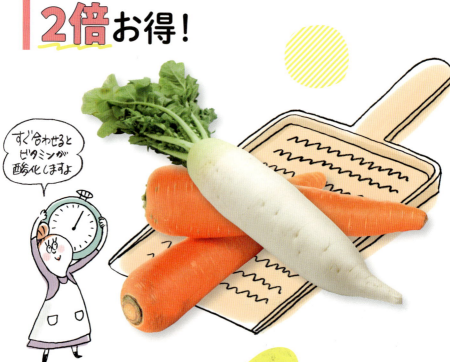

大根とニンジンの割合は8:2！
同量で混ぜるとビタミンC量が半減

　大根おろしとニンジンおろしを混ぜ合わせてもみじおろしを作る時、すぐに混ぜると、ニンジンの中のビタミンC酸化酵素・アスコルビナーゼが、ビタミンCを酸化させてしまいます。大事なのは大根とニンジンの割合。8:2で大根が多いと90％以上、1:1で混ぜたものと比較するとビタミンCが約2倍残存します。レモン汁やポン酢などの酸を加えれば、さらに残存率がアップ！

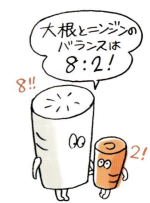

たらこは焼きが一番
レチノールが1.5倍に!

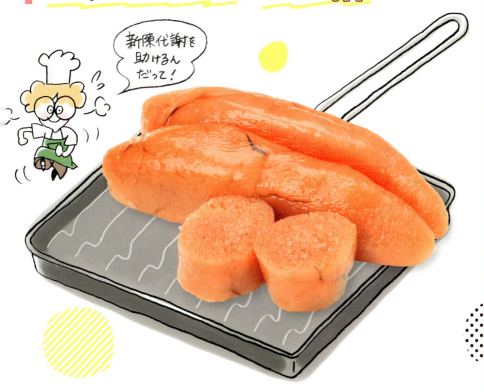

ミネラルやビタミンが
焼くことで増量!

　DHA・EPAを効率よく摂取できる魚卵。たらこの場合、加熱してもその成分は変化しない上、ビタミンAの一種であるレチノール、ナトリウム、リンなどのミネラルが約1.5倍アップします!　また、たらこはあまり日持ちがしないので、食べきれない分は冷凍を。冷凍しても栄養成分は大きく変化しません。使いやすいサイズにカットしたたらこを、ラップに包んで冷凍保存しましょう。

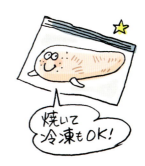

目玉焼き+ニンジンで β-カロテンが 4.2倍!

脂肪もエネルギーに変える!

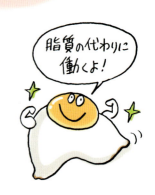

脂質の代わりに働くよ!

卵の脂質とニンジンは相乗効果で さまざまな吸収率をぐ〜んとアップ!

　ニンジンに含まれるβ-カロテンは、脂溶性のため脂質と一緒に摂ることが必須。おすすめは卵。卵に含まれる脂質も、β-カロテンの吸収を4.2倍に高めてくれるのです。卵の脂質はもちろん、ほかの脂溶性ビタミン吸収にも有効に働きます。アボカドなどの豊富なビタミンEの吸収を4倍に高めるほか、きのこ類のビタミンD、キャベツのビタミンKの吸収率もアップさせます!

味噌田楽なら、乳酸菌が2倍長生き！

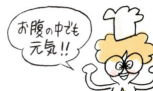

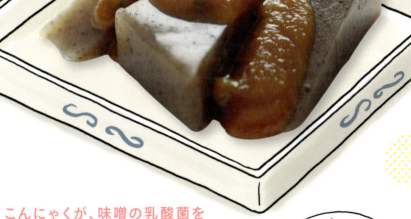

こんにゃくが、味噌の乳酸菌を生きたまま腸に届けてくれる！

　腸内環境を整える乳酸菌が豊富な味噌。しかし乳酸菌を食物から摂る場合、その多くが胃で死滅してしまいます。乳酸菌とこんにゃくを一緒に摂ると胃での生存率を上げることができ、乳酸菌のみでは30分後に生きている菌が0だったのに対し、こんにゃくと一緒に摂った場合には60分後でも生きています。こんにゃくの食物繊維が腸内を掃除してくれる上、乳酸菌も長生き！

緑茶にレモンを入れるとカテキンの吸収が5倍アップ！

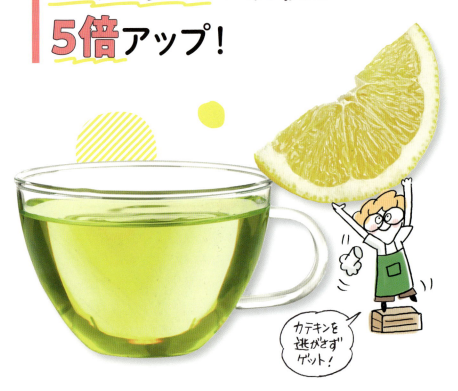

レモンでパワーアップ 緑茶に大変身！

　生活習慣病予防に効果的な緑茶のカテキン。しかしカテキンは腸での活性が不安定で、なかなか十分な量が摂取できません。しかしビタミンCを加えると、カテキンの腸内での吸収率がなんと5倍にアップすることがわかったのです！　レモン汁を加えた緑茶は、カテキンの活性も安定させました。紅茶にレモンは定番ですが、緑茶にもレモンを入れないともったいない！

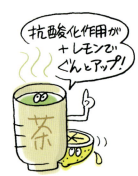

肉料理のあとのコーヒーはNG！鉄分の吸収が50％ダウン

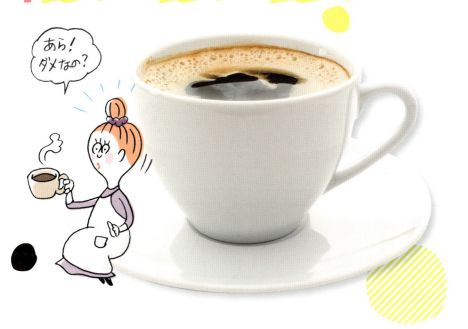

タンニンが鉄分の吸収を阻害する！

　ポリフェノールの香りがリラックスさせてくれる食後のコーヒーですが、牛の赤身肉やレバー、青魚など、鉄分たっぷりの食事のあとはNGです。コーヒーや緑茶に含まれるタンニンが鉄分の吸収を邪魔して、吸収率を半分に下げてしまいます。鉄分が不足気味の人は、食後にはビタミンCを含むオレンジジュースがおすすめ。鉄分吸収を5～13％上げてくれます。

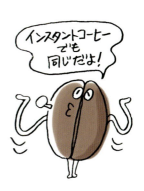

Column ④

摂れる栄養、年代でこんなに違う！

ビタミン・ミネラルは年齢によって吸収率が低下します。
だから、吸収率を効率よく上げる食材をチェックして！

ビタミン、鉄分、カルシウム…摂れる栄養は実はこれだけ？

　日本人の食事は、ビタミン・ミネラルが不足しがち。その上、加齢とともに栄養を吸収する力はどんどん落ちていきます。例えばカルシウムの吸収率は10代がピーク。そこからゆるやかに下降し、50代以降では半分、70代以上では1/4以下に。怖いことに、この10代での「骨貯金」で、一生の骨の量が決まってしまい、これ以降カルシウムなどを積極的に摂っても、骨の質を上げることはできても、増やすことはできないのです。そのため、カルシウムの役割は大変重要。単体の食材で1日分のカルシウムを摂るのは難しく、他の食材の栄養素との相乗効果を利用しないのは大ゾンです！

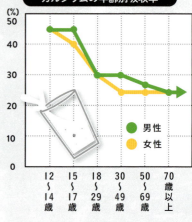

カルシウムの年齢別吸収率

出典：厚生労働省　日本人の食事摂取基準（2010）

カルシウムの吸収率のピークは10代。そのため、20代からは「骨貯金」を減らさないようにカルシウムを効率よく上手に摂りましょう！

カルシウムの吸収率を上げる最強タッグ！

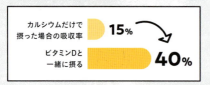

カルシウムだけで摂った場合の吸収率　15%
ビタミンDと一緒に摂る　40%

カルシウムを効率よく摂るには単体より、ビタミンDやビタミンCと一緒に摂れば、吸収率は最大2.6倍に！

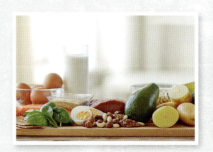

CHAPTER 5

＼ そこに凄い栄養あり！ ／

捨てちゃダメ！
調理ロスなしの
おいしい法則

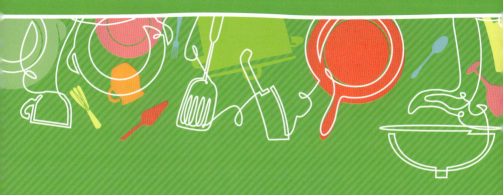

CHAPTER 5

もったいないから **本当に捨て**

そこに9割の

What a waste!
捨てがちなところに栄養あり！

皮や芯といった部位を捨てるようになったのは、実は最近。昔は栄養をムダなく摂るために、丸ごと食べていたんです。

もったいないPOINT①
大事なところをガードするから栄養が豊富！

捨ててしまうことが多い野菜や果物の皮や種。しかし皮は、紫外線などさまざまな刺激から実の栄養を守るため、豊富なポリフェノールを備えていることがほとんど。また、種は成長のためのパワーを最も秘めている部位。できるだけ捨てずに食べるのが、栄養たっぷり調理の秘訣！

ガン抑制作用 -84%

ブロッコリーの葉と茎には3倍のポリフェノール！

固いブロッコリーの茎と葉には、蕾と同等のガン細胞増殖抑制作用があるほか、3倍のポリフェノールや、抗アレルギー作用が！

ポリフェノール -88%

ゴーヤのポリフェノールは種が圧勝！

抗酸化野菜のゴーヤですが、ポリフェノール量は種とワタに実の6倍の量が含まれています。ちなみに苦みの原因がワタというのはウソ。

ちゃダメ！栄養あり!!

野菜や果物の皮や芯、種には、体を守るための成分が詰まっていて、栄養の9割がこの部位にあることも。捨てる前に、一度部位をよくチェックして！

もったいないPOINT②
捨てない食べ方が栄養ロスを救う!

　日本人が日常的に摂っている野菜は、平均して10％ほど、多いものでは50％もの部位が捨てられています。しかし最新の研究で、ポリフェノールをはじめとする多くの抗酸化成分が、皮や芯など、捨ててしまっている部位に豊富なことがわかってきています。ブロッコリーの茎やさまざまな果物の皮など、捨てている部分を丸ごと食べるだけでも、不足している栄養成分をカバーすることができます。

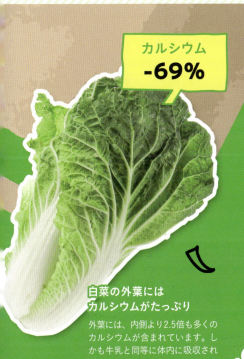

カルシウム -69%

白菜の外葉にはカルシウムがたっぷり
外葉には、内側より2.5倍も多くのカルシウムが含まれています。しかも牛乳と同等に体内に吸収されやすいので捨てるのはソン！

ビタミンC -36%

ピーマンのヘタのビタミンCは捨てないで！
ピーマンのヘタは実に栄養を運ぶ通り道。実とほぼ同量のビタミンCがある上、ここを取るとビタミンCが流出しやすくなります。

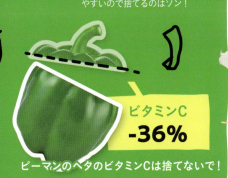

国民の8割が捨てているもったいないポイ捨て

- **大根の根下部 50％のビタミンCが！** ／ ビタミンC -50%
- **ニンジンの根をポイ捨て！** ／ ビタミンC -54%
- **りんごの皮で72％のビタミンCをポイ捨て！** ／ ビタミンC -72%

CHAPTER 5 | 捨てちゃダメ！ 調理ロスなしのおいしい法則

卵の**カラザ**を捨てると **母乳並みの成分**を**ソン**する！

ゴミみたいに見えるけど？

おっこんなところにカラザ発見！

POINT

小さいカラザは母乳レベルの栄養成分！

卵を割ると出てくるひも状の「カラザ」。卵黄を中心に固定し、微生物から守る大切な役割を担っています。カラザと卵黄膜に多く含まれるシアル酸は、母乳にも含まれる大事な栄養満点の成分。卵黄に78%含まれますが、部位の質量から比較した含有率ではトップ！

POINT

ビタミン・ミネラルは卵黄に豊富！

卵黄にはビタミンやミネラルが豊富。カルシウムは牛乳の1.4倍、鉄分は茹でたほうれん草の2倍強、ビタミンAはバターと同程度、ビタミンB₁は納豆の2倍以上。まさに卵黄は栄養の宝箱なのです!!

卵は捨てるところなし！
タンパク質も消化率100％！

　ひよこの「目」と言われて、捨てられがちな小さなひも状の「カラザ」。実はひよこの目とは全く無関係で、その正体は卵が成長する過程で回転する際、卵白がよじれてできたタンパク質です。カラザには母乳にも含まれる抗ウィルス作用が高く、インフルエンザなどの予防効果が期待されているシアル酸が含まれています。また、「抗菌性タンパク質」のひとつ、リゾームは卵白と同量程度！　こんな重要成分が豊富なカラザを捨てるなんてもったいない！　卵は必須アミノ酸スコアが100という理想的な栄養食材ですが、ほかにも視力維持に大事な「ルテイン」は、サプリで摂るより、卵の方が2倍以上吸収が高いというデータも。

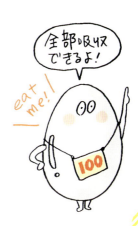

---- HOW to EAT ----

卵と食べると
ビタミンEの吸収が8倍！

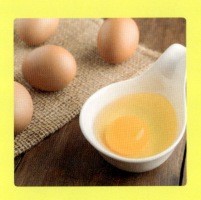

　ナッツ類や魚卵などに含まれる強い抗酸化作用のビタミンE。老化防止に抜群の効果をもたらす成分ですが、卵を同時に食べるか食べないかで、吸収率が8倍も変化するのです。ビタミンEは、AやCと並ぶ抗酸化ビタミンの御三家。体内の活性酸素を素早く除去し、生活習慣病の予防にもつながります。ビタミンEが豊富なアボカドやカボチャのサラダに卵をトッピングすれば、抗酸化サラダのできあがり。ナッツをトッピングするのもおすすめです。

「卵は1日1個まで」はウソだった！

コレステロール値が高い卵は「1日1個」というイメージがありますが、実は食事からでは、血中コレステロール値にほとんど影響を与えない上、卵はコレステロールのバランスを整えるレシチンが豊富。卵が1日1個と制限する必要はなかったんです。

桃の皮は捨てちゃダメ！実より2倍のポリフェノールが!!

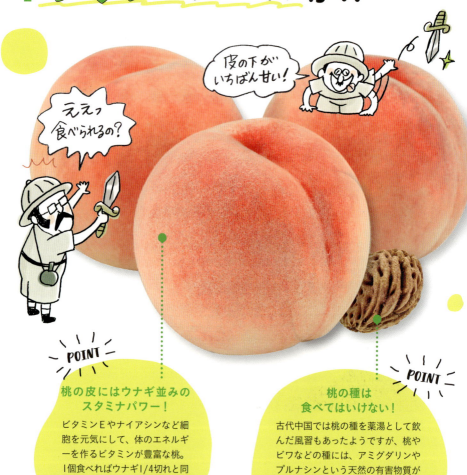

POINT
桃の皮にはウナギ並みのスタミナパワー！
ビタミンEやナイアシンなど細胞を元気にして、体のエネルギーを作るビタミンが豊富な桃。1個食べればウナギ1/4切れと同じぐらいのスタミナが摂れます。

POINT
桃の種は食べてはいけない！
古代中国では桃の種を薬湯として飲んだ風習もあったようですが、桃やビワなどの種には、アミグダリンやプルナシンという天然の有害物質が多く含まれているので、果肉には問題ありませんが、種は食べないで！

農家では皮ごと食べている！
しっかり洗えばOK！

　血圧を調整するカリウムや、動脈硬化など生活習慣病を予防するカテキンが豊富な桃。体を冷やさない、太りにくいなど、果物の中でもうれしい存在。また抗酸化作用も高く、リンゴの約1.4倍。その桃の栄養を余さず摂るなら、皮ごと食べるのが断然おすすめです。皮にはカテキンをはじめ、クロロゲン酸、プロシアニジンなど、抗酸化作用が高いポリフェノールが実の2倍含まれています。また皮が薄いため、むくと最も甘くおいしい皮のすぐ下の部分を捨てることになってしまいます。皮つきの桃のおいしさは、桃農家さんも絶賛するほどなので、栄養面からも、おいしさからも、ぜひ、「皮つき桃」をお試しあれ。

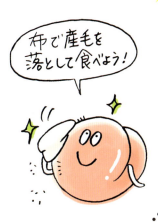

布で産毛を落として食べよう！

HOW to COOK
2倍の桃ポリフェノールを余さず摂る方法

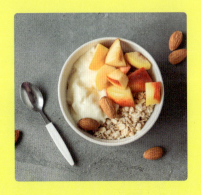

桃の皮をそのまま食べるには、布で優しく表面をこすって産毛を落としたあと、流水できれいに洗い流しましょう。皮の口あたりが苦手な場合には、むいた皮をミネラルウォーターやお酢、ワインなどに漬けて、桃フレーバーのドリンクにするのがおすすめ。桃の皮には全部位の中でも最大の抗酸化成分が含まれています。その主な成分のひとつは、食後の血糖値を穏やかに抑制するクロロゲン酸。桃は甘みは強いけれど体内の糖質や脂肪を分解してくれるので、皮も食べて相乗効果を！

桃を茹でるとポリフェノールが減っちゃう！

果物のポリフェノールは、電子レンジで加熱したり、茹でたりしても抗酸化作用はあまり変わらないことがほとんど。しかし、桃に関しては果肉がやわらかいため、茹で調理では、ポリフェノールが3割減、抗酸化作用は4割減になってしまうので要注意です！

エビの殻は捨てると牛乳の6倍のカルシウムをロス!

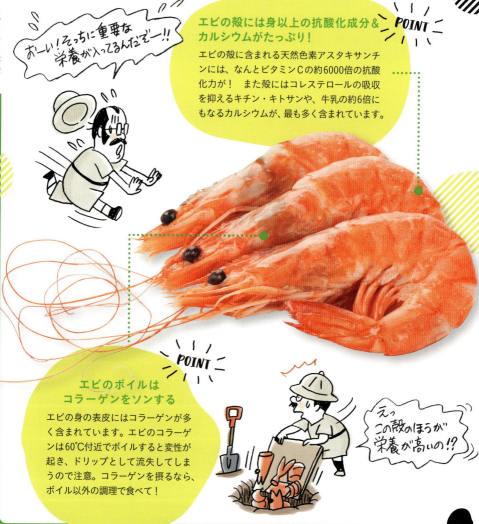

POINT

エビの殻には身以上の抗酸化成分＆カルシウムがたっぷり!

エビの殻に含まれる天然色素アスタキサンチンには、なんとビタミンCの約6000倍の抗酸化力が! また殻にはコレステロールの吸収を抑えるキチン・キトサンや、牛乳の約6倍にもなるカルシウムが、最も多く含まれています。

おーい！そっちに重要な栄養が入ってるんだぞー!!

POINT

エビのボイルはコラーゲンをソンする

エビの身の表皮にはコラーゲンが多く含まれています。エビのコラーゲンは60℃付近でボイルすると変性が起き、ドリップとして流失してしまうので注意。コラーゲンを摂るなら、ボイル以外の調理で食べて!

えっこの殻のほうが栄養が高いの!?

焼いてそのままでも、出汁として使っても！
いいことずくめのエビの殻の利用術

　エビの殻は、全体の15％をも占める大きな部位ですが、たいていは捨てられてしまいます。しかし、実はここにはエビの身にも含まれていない、大事な成分が豊富！エビの色素であるアスタキサンチンには、サプリメントとして使われるほど高い抗酸化作用があります。ほかにもキチン・キトサンには、食物繊維と同じ働きをしたり、コレステロールを下げる効果のほか、免疫活性、肥満防止などさまざまな機能が報告されているんです。エビのカルシウムの多くが殻に含まれているため、ここを捨てると、カルシウムをほぼ100％捨てることに！数十種類ものアミノ酸が含まれる殻は旨みが強く、そのまま焼いても絶品です。

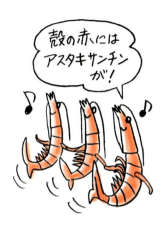

殻の赤にはアスタキサンチンが！

HOW to COOK

カリカリの食感がたまらない！
エビの鬼殻焼き

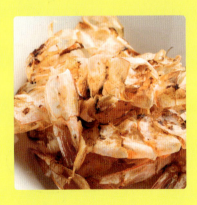

　エビのアスタキサンチンは加熱で減らない上、旨みもたっぷり。殻のみを焼けば、おつまみやおやつにぴったりなスナック風の味わいに変身します。むいたエビの殻をフライパンで乾煎りにするか、トースターで香ばしく焦げ目がつくまで焼き、塩をふっていただきます。頭の殻が固い場合には、焼いて生臭みを取ったあとに味噌汁の具にしたり、布に入れて煮出し、スープの出汁にするのもおすすめ。カラカラに炒った殻をミキサーなどで粉末にすれば、アスタキサンチンが手軽に摂れる「エビ出汁の素」にも。

アスタキサンチンはオリーブ油と一緒に！

エビの身に含まれるビタミンEと同じように、殻のアスタキサンチンは脂溶性。油と一緒に摂ると吸収率がぐーんと上がります。また同じ油でも、オリーブ油とコーン油を比較すると、オリーブ油の方が10％ほど吸収率がアップするのでおすすめです。

123

スイカの種を捨てると
ビタミンB6を9割ソン!

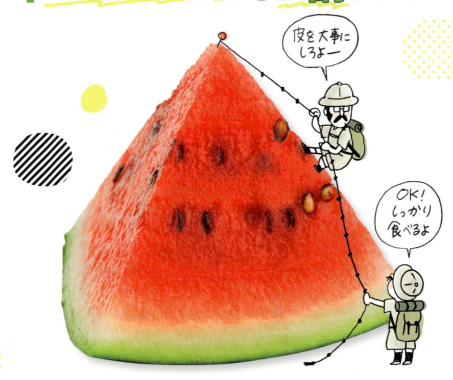

夏バテにも大活躍!!
スイカの種はスーパーフード

　スイカの種を食べると盲腸になる…というのはもちろん迷信。中国ではポピュラーな食材で、おやつとして親しまれているほど。種にはタンパク質の代謝を促すビタミンB6や筋肉を作るプロテインが豊富に含まれ、体づくりに効果的なほか、必須アミノ酸が果肉の約2倍含まれています。天日干しにしたスイカの種を乾煎りし、種を割って中の白い部分をいただきます。

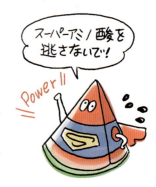

キャベツの芯は捨てちゃダメ
葉の2倍のカルシウムが!

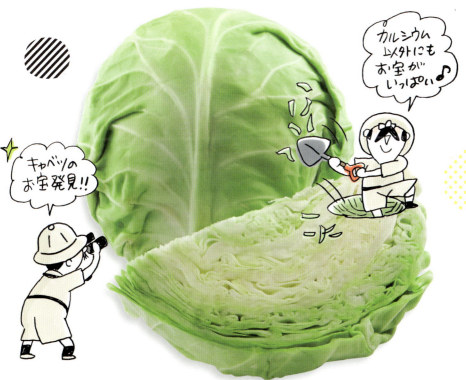

芯は葉より栄養豊富!
捨てる部分こそミネラルがたっぷりだった!

　キャベツの芯は、成長するための栄養の貯蔵庫。特にミネラルは、葉の2倍といわれるカルシウムをはじめ、ナトリウム、カリウム、亜鉛、銅など、すべて芯の方が多いんです。また胃腸を整えるキャベジン（ビタミンU）も、中心に近づくにつれて増加。ただし芯は時間をおくと、葉の養分を吸収してしまうので、まずは芯から調理を。甘みが強い芯はおいしく食べられます。

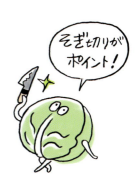

Column 5

みかんの皮には実の80倍の ビフィズス菌活性力

みかんの白い筋だけじゃない！皮にはビフィズス菌を元気にする効果がたっぷり。捨てるとこなしです！

捨てられる部位の栄養が 次々発見されています

　腸内環境のバランスを整えるのに活躍するビフィズス菌ですが、その代謝に役立つのが食物繊維。かつては無用な成分と思われ食品加工の段階で捨てられていました。しかし、研究が進むにつれ、今まで捨てていた部位に重要な役割があった！という事実が次々と見つかっているんです。「みかんの皮のビフィズス菌」もその大きな発見のひとつ。

　ビタミンCが豊富なみかんの実ですが、筋・皮など、ふだん食べない部分にこそ、この成分が豊富に含まれていて、その量は実に80倍！ みかんの皮は、漢方では「陳皮」と呼ばれ、血流や免疫力の改善に使われてきたものなので、その薬効自体は昔から広く知られていたのかもしれません。

　また、みかんに豊富な成分として、血管を強くするビタミンP（ヘスペリジン）がありますが、これも皮の方が豊富に含まれているんです。果汁のビタミンPと比較して、じょうのう膜（薄皮）で50倍、アルベド（白い筋の部分）でなんと最大300倍も多く含まれています！ ジャムなどにすれば、保存も効くのでムダなく食べられます。ただし、皮を食べるためには、無農薬のみかんを選んで食べましょう！

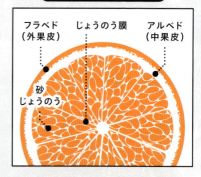

みかんの栄養ココにあり！

フラベド（外果皮）／じょうのう膜／アルベド（中果皮）／砂じょうのう

みかんの皮で医者いらず!?
みすみす皮を捨てるのは大ゾン！

みかんの皮に含まれるフラボノイド「ノビレチン」は、認知症予防や花粉症などのアレルギーにも効果的！ということもわかってきました。みかんの皮のマーマレード、皮ごとのミカンジュースや、皮ごとスムージーにするのが◎！

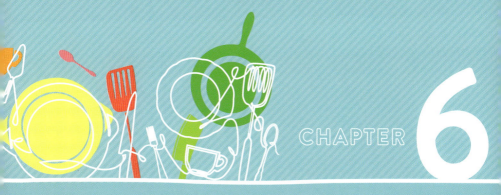

CHAPTER 6

＼ 目的別で賢い食材選び ／

思い込みはソンのモト どっちの食材で SHOW

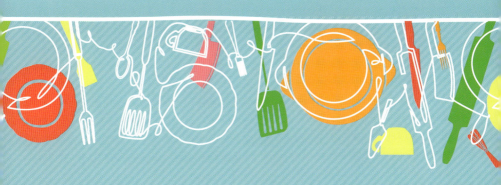

CHAPTER 6
教科書じゃ教えてくれ おいしく食べる

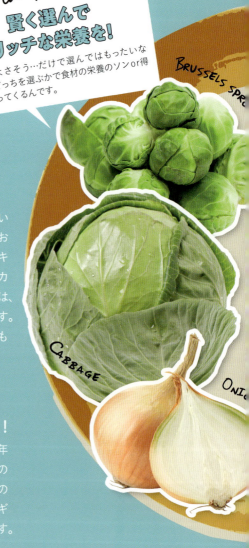

食材選びの時点から、栄養を十分摂れるかどうかの選択は始まっています！似ている食材や、同じ食材でも選び方にはちゃんとコツがあるんです。

Which do you choose?

賢く選んでリッチな栄養を!

何だかよさそう…だけで選んではもったいない！　どっちを選ぶかで食材の栄養のソンor得が変わってくるんです。

選び方のコツ①
小は大を兼ねる!!
小さい方が栄養価は"大"

　つい大きい方がお得！と思ってしまいますが、栄養的には小さい方が何倍もお得な場合が！　例えば芽キャベツは、キャベツと比べてビタミンCは4倍、β-カロテンはなんと14倍！　ミニトマトには、トマトの3倍のリコピンが含まれています。小さくても、栄養的には「大」なものもあるので、あなどることなかれ！

選び方のコツ②
選ぶなら旬の食材！
安い・おいしい・栄養たっぷり！

　栽培技術の進歩で、多くの野菜が一年中採れるようになりましたが、やはり旬の方が栄養価は上。冬のほうれん草は夏の1.5倍のビタミンC、夏に収穫したタマネギは、冬の3.2倍のビタミンCを含んでいます。

ない
ための賢い選択

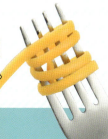

選び方のコツ③
**緑なら濃い色がベター！
珍しい色の種類もおすすめ**

　ネギやニラ、アスパラガスなど、白と緑がある場合には、栄養価でいえば緑の濃い色のものが圧勝！　たっぷり光を浴びて光合成をしているため、ビタミンCが豊富です！　一方、ミニトマトなど新しい品種が次々生まれているものは、新しいものの方が、栄養価が高い可能性が。少し変わった色や形を選ぶのも◎！

選び方のコツ④
**調味料だって
立派な栄養素！**

　トマトは生よりもケチャップなどの加工品の方が、リコピンを吸収しやすく、β-カロテンも豊富なんです。

トマトピューレ
裏ごししたトマトを煮詰めたトマトピューレの場合、β-カロテンは生トマトの1.2倍！

トマトケチャップ
トマトピューレに味付けをしたトマトケチャップの場合、β-カロテンは生トマトの1.25倍！

トマトペースト
トマトピューレをさらに煮詰めたトマトペーストの場合、β-カロテンは生トマトの1.9倍！

Q. イクラとすじこ 栄養価が高いのはどっち?

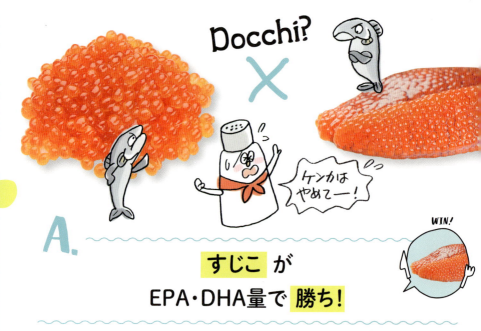

A. すじこ が EPA・DHA量で 勝ち!

魚卵は効率よくEPA・DHAが摂取できる優秀食材。どちらも鮭の卵であるイクラとすじこは、その中でもトップの含有量！ では、どちらがよりお得かというと、卵巣膜に包まれている分、すじこの方がより栄養価が高いのです。すじこを包む卵巣膜は、卵が育つために必要なアミノ酸やコラーゲンなどがたっぷり。EPA・DHAもすじこの方が約2割も豊富です。1日分のEPA・DHAの必要量は、すじこなら30ｇ、イクラだと40ｇなので、塩分を摂りすぎないためにも、すじこがおすすめなんです。

Tips

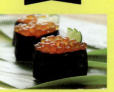

魚卵で1日分のEPA・DHAを摂るとすると、イクラのお寿司なら4貫ですが、かずのこなら11貫、とびこの軍艦巻きなら30貫もの量が必要になってしまいます。

Q. 味噌汁に入れるなら 木綿豆腐と絹豆腐 どっちがお得？

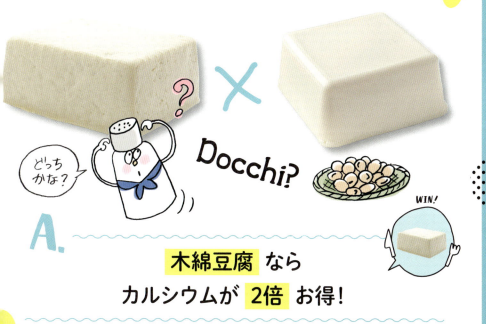

A. 木綿豆腐なら カルシウムが 2倍 お得！

ぎゅっと水分を絞って再び固められる木綿豆腐は、水分を多く含む絹豆腐に比べて、栄養成分もエネルギーもたっぷり。中でも、カルシウムは木綿の方が約2倍も多く含まれています。骨を丈夫にするカルシウムは乳製品だけでなく、大豆製品にも豊富。特に豆腐の中のカルシウムは吸収率が高く、牛乳と同等なので、骨粗しょう症予防にはもってこいです。煮干しや干ししいたけなど、ビタミンDが豊富な食材を出汁として使えば、さらに効率よく栄養成分を摂ることができちゃいます！

Tips

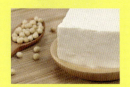

木綿、絹ともに細かくしてから茹でるとミネラル成分が最大6割減！ 切らずにそのまま茹でてから切るか、大きめに切ってから味噌汁などに入れるのが正解。

Q. キャベツにかけるなら 和風？フレンチ？マヨ？

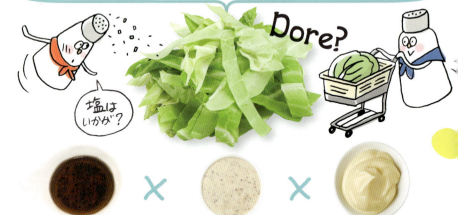

和風ドレッシング × フレンチドレッシング × マヨネーズ

A. マヨネーズ ならキャベツの レシチン を 2.4倍 に！

　キャベツに含まれる脂質・リゾホスファチジン酸は、細胞の動きを活発にし、消化管を元気にする働きを持っています。この脂質を活性化させるのに必要なレシチンは、キャベツなら脂肪分、特にマヨネーズをあえればキャベツのみの時よりも2.4倍に！　ほかのドレッシングでは、キャベツのみの場合よりも下がってしまいます。また細かく切った方がリゾホスファチジン酸は元気になり、切らずに食べる時よりも6.7倍に！　消化効果なら、せん切り×マヨネーズが最強です。

Tips

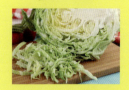

アブラナ科の野菜に多いリゾホスファチジン酸。中でもキャベツは最も豊富で、大根の約2.6倍、ブロッコリーの約5倍。キャベツの消化力はやっぱり偉大なり！

Q. 巨峰とデラウェア ポリフェノールが得するのはどっち?

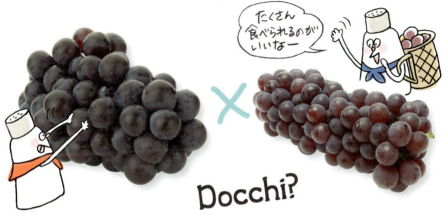

Docchi?

A. デラウェアは小粒だけれどポリフェノール含有量が多い!

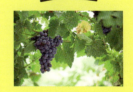

WIN!

その名の通り、脳の栄養になる「ブドウ糖」を豊富に含むぶどう。糖度が高く、リンゴやバナナの2倍もの糖度を誇ります。ぶどうには大きく分けて黒、赤、白の種類がありますが、ポリフェノール量が多いのは、アントシアニンなどを含む黒ぶどうと赤ぶどう。黒ぶどうの代表である巨峰と、赤ぶどうであるデラウェアを比べると、ポリフェノール量はデラウェアが1.2倍と多く、老化を抑制する注目成分・レスベラトロールも赤ぶどうに豊富。ポリフェノールを摂るなら、やはり皮ごと!

Tips

ぶどうの房の上と下では、より甘いのは茎の上にあるぶどう。ぶどうは枝に近い上の方から熟します。甘みを楽しみたいなら下から上へと食べましょう。

Q. カレーライスの煮込み用の水 得するのは軟水？硬水？

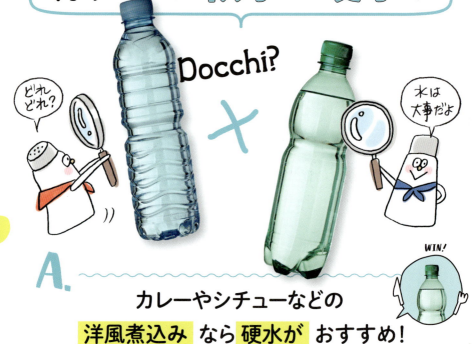

A. カレーやシチューなどの 洋風煮込み なら 硬水が おすすめ！

　日本人の食事でどうしても不足しがちなミネラルを豊富に含む硬水。硬水のカルシウムは、軟水の2〜3倍！　料理に硬水を使うことで、ミネラルを十分に摂ることができるのです。特に硬水でコンソメや鶏出汁など、肉類から旨みを取り出すスープの場合、硬水のミネラル成分がアクを出やすくし、肉の臭みを消すのでおいしさの面でも硬水が勝者！　ただしカルシウムが軟水の50倍以上になる高硬水の場合、和風出汁やコンソメでは、苦み成分が出てしまうので要注意です!!

Tips

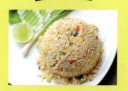

ごはんを硬水で炊くと、硬水のミネラル成分がお米の表面に付着し、吸水しづらくなってしまってパサパサの炊き上がりに。炊飯にはやはり軟水がおすすめです。

Q. 疲労回復力が高いのは 赤レタス？ 緑レタス？

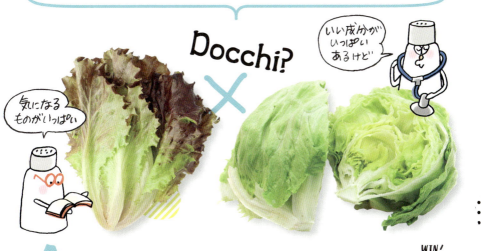

A. 赤レタス が ポリフェノール も 抗酸化力 も 勝者！

　日本でよく見られる緑レタスのほかに、サニーレタスなど赤色系もよく見かけるようになりました。緑と赤のレタスのポリフェノール量と、抗酸化作用を比較してみると、ポリフェノール量が4.2倍、抗酸化作用が5.2倍と、どちらも赤レタスに軍配が！　レタスのポリフェノールの主成分は血糖値を安定させるチコリ酸ですが、赤レタスにはさらに、緑レタスには少ないクロロゲン酸やケルセチンが約2倍多く含まれているため、生活習慣病予防や疲労回復効果がより高いのです。

Tips

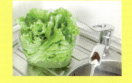

茶色く変色しやすいレタス。切ったものは通常3日の冷蔵庫貯蔵で変色が進みます。しかし、50℃のお湯に90秒間浸けたレタスは、6日経ってもほとんど変色しません。

Q. 純ココアとコーヒー 毎日飲むならどっち？

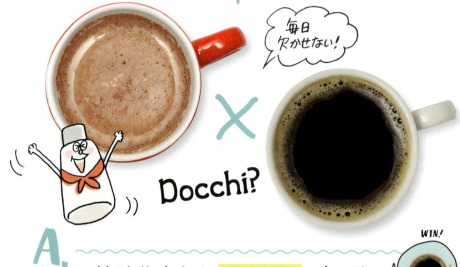

毎日欠かせない！

Docchi?

A. 抗酸化力なら コーヒー が圧勝！ その差 14倍 ！

WIN!

ポリフェノールといえば、ココアのイメージですが、コーヒーにも赤ワイン並みに豊富に含まれているんです。ココアに比べて、コーヒーのポリフェノール量は3倍以上。クロロゲン酸などのコーヒーポリフェノールは体内に吸収されやすく、抗酸化力は14倍にも！　また熱帯が原産のコーヒーは紫外線に対する効果が高く、1日2杯のコーヒーで、肌のシミを減らすという結果も得られています。どちらも高い抗酸化力を持つ優秀な飲みものですが、毎日飲むなら、コーヒーの方がお得です。

Tips

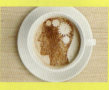

カフェイン入りコーヒーを飲むと計算力や集中力がアップしますが、カフェインなしでは、計算の正解率が2分の1に！　ただし、カフェイン量は300mgまでを目安に。

Q. 買いおきのグレープフルーツ食べるなら赤？白？

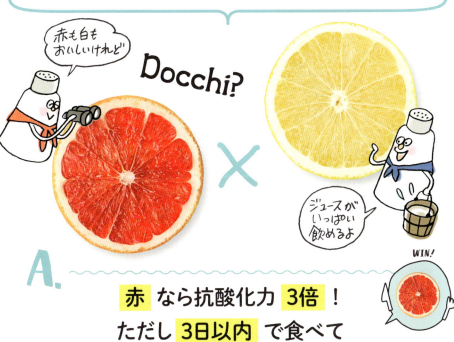

A. 赤 なら抗酸化力 3倍！ただし 3日以内 で食べて

グレープフルーツ果肉の赤と白。最も大きな違いは、β-カロテンの含有量なんです。赤には白の3倍のβ-カロテンや、リコピンなども含まれているため、抗酸化力で選ぶなら断然赤！　糖度も赤の方が高いので、酸味だけでなく甘さも楽しみたいなら、赤を選んで。どちらも常温保存できますが、3日以内で食べ切れない場合はチルド保存へ。ポリ袋に入れて乾燥を防ぐと長持ちします。冷蔵庫の中で保管しておくよりも、早めに食べて抗酸化作用をしっかり体に取り込むことが大切です！

Tips

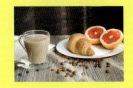

グレープフルーツの豊富なクエン酸ですが、近年クエン酸には疲労回復効果がないというデータが。結論にはまだ研究が必要ですが、議論はまだまだ続きそうです。

Q. ししとうは夏と秋どっちがお得？

Docchi?

通年食べられるけれど…

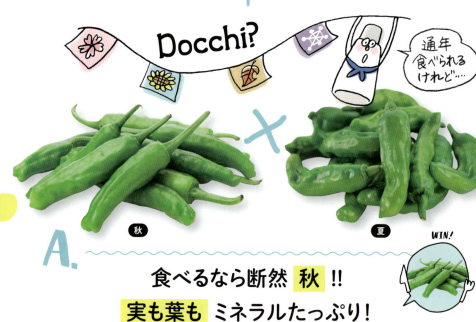

秋 夏

A. 食べるなら断然 秋 !!
実も葉も ミネラルたっぷり！

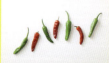
WIN!

　夏野菜のイメージが強いししとうですが、全体的にミネラルの含有量が多いのは、実は秋。実で最大2倍、葉で最大4倍のミネラルが、秋収穫のししとうには含まれます。また抗酸化ビタミンであるビタミンＡ・Ｃ・Ｅも秋の方が豊富で、特にＡとＥはピーマンの1.3倍！　夏の紫外線で疲れがたまり、酸化しやすくなった体には秋ししとうがおすすめです。また、ししとうのミネラルは実よりも葉に豊富で、カルシウムは実の21倍！　葉つきのものがあれば、ぜひ手に入れておきましょう。

Tips

トウガラシの仲間でも、カプサイシンを含まず辛くないししとう。赤いししとうも熟しているので甘くなります。たまに当たる辛いししとうはストレスが原因。

緑キウイ VS 黄色キウイ
抗酸化力が高いのはどっち？

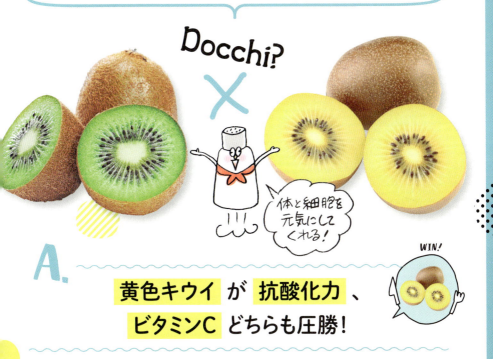

A. 黄色キウイ が 抗酸化力、ビタミンC どちらも圧勝！

　ビタミンやポリフェノールなど、抗酸化成分をたっぷり含むキウイ。緑のキウイと、黄色のキウイを比べると、食物繊維は緑の方が豊富ですが、ポリフェノール量、抗酸化作用、ビタミンC含有量すべてにおいて、黄色が圧勝！　ポリフェノール量は約3倍、抗酸化作用は約2.75倍、ビタミンCに至っては約6.75倍にも！　キウイは保存中もポリフェノール量や抗酸化作用が変化しない上、追熟中にカロテノイドが多少増えるという報告も。少しならまとめ買いもOKです！

Tips

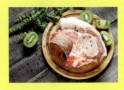

キウイに含まれるアクチニジンは、タンパク質を分解する酵素。肉をやわらかくする効果などが知られていますが、胃の中でも働くため、消化促進にも効果的。

Q. しらたきとこんにゃく 煮物で得するのはどっち？

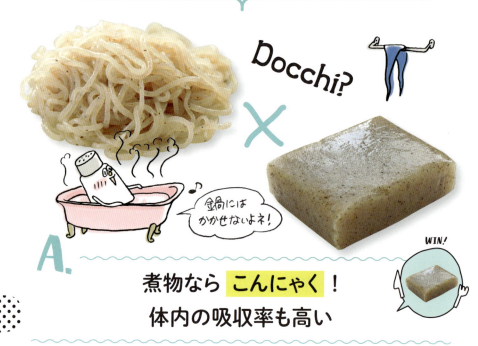

Docchi?

鍋にはかかせないよネ！

WIN!

A. 煮物なら こんにゃく ！ 体内の吸収率も高い

　こんにゃくとしらたきを加熱した場合を比較すると、やはり表面積が多い分、しらたきの方がミネラルの流出は多くなります。調味料の影響も大きく、水で茹でた場合の流出は2割程度ですが、しょうゆ煮だと半分の5割も流出してしまいます。こんにゃくのカルシウムはしらたきよりも1〜3割流出しにくく、また体内では吸収されやすいのでおすすめ。しらたき、こんにゃくともに酢を使うと煮汁中への流出が2〜3倍増えるので、その場合は汁ごといただける調理にしましょう。

Tips

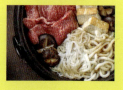

「しらたきのカルシウムがすき焼きの肉を固くする」が誤りということが実験によって明らかに。しらたきの有無と肉の固さに関連はなかったそう。

Q. お好み焼き 関西風と広島風どっちがお得?

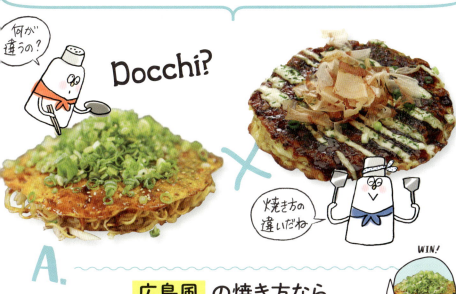

A. 広島風 の焼き方なら、キャベツの ビタミンC がより お得!

　関西風のお好み焼きは、たっぷりのキャベツを生地に混ぜてから焼きます。一方の広島風は、広げた生地の上にキャベツをのせ、蒸すように加熱します。広島風は鉄板に直接キャベツが触れないため、1割ほど関西風よりもビタミンCが多く残ってくれるのです。またこの調理だとキャベツの甘みが増加することも発見されました。ただし、お好み焼きをひっくり返したあとにギューッと押さえつけると、一気にビタミンCが流出! あくまでもふんわりと仕上げるのがポイントです。

Tips

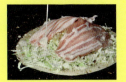

広島風のもうひとつの特徴は麺。香ばしく焼いた麺の上に、生地・キャベツ・豚肉を重ねたものをのせます。この麺がビタミンの流出を防いでくれるのです。

ビタミン&ミネラル お得な食べ方 5つのルール!!

一度覚えれば、一生ロスなし

日本人に特に不足しがちなビタミン・ミネラルは
食べ方や吸収率を大幅にアップさせるのが必須。
お得に食べるなら「絶対に忘れちゃいけない5つの基本ルール」を覚えるのが近道!!

1. ええビタミンはオイルから！（ビタミンA）

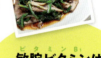

脂溶性ビタミンは油と一緒に！が鉄則。ビタミンD・Kも脂溶性ですが、ビタミンAは脂質のある、なしで吸収率が7倍にも変化する！ オリーブ油などのほか、マヨネーズなどの脂質でも効果ありです！

2. 敏腕ビタミンはペアが最強！（ビタミンB₁）

豚肉などに含まれる、疲労回復のビタミンB₁。これがニンニクやネギ、ニラに含まれるアリシンと一緒になると吸収率が10倍に！ 栄養ドリンクにも含まれるアリチアミンに変身するので、組み合わせた方が絶対お得です！

3. 「鉄は大事」と口を酸っぱく！（Fe）

女性は特に不足しやすく、吸収率も悪い鉄。肉や魚に含まれるヘム鉄が吸収率も高くおすすめですが、さらにビタミンCや胃酸を分泌させる酢、レモンなどの酸味のあるものと組み合わせるのがお得！ タンパク質の吸収率も上げます。

4. でっかい力のカルシウム！（ビタミンD・K）

10代で吸収力のピークを迎えてしまうカルシウム。吸収率も低く、牛乳で約30％、野菜類では約15％しか吸収できません。しかしきのこ類などのビタミンD、納豆などのビタミンKをプラスすれば、吸収率が倍にアップ！

5. ビショビショには弱いビタミン！（ビタミンB・C）

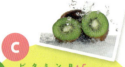

ビタミンB群やCは、水に溶け出す水溶性。洗ったり煮たりする時間が長くなればなるほど大幅に流出するので、ビタミン食材は短時間で調理がキモ！ ビタミンCは、生で食べられる果物から摂るのもおすすめです。

Vitamin & Mineral

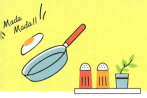
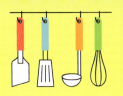

その調理、まだまだ9割の栄養捨ててます!
INDEX

野菜［葉物］
- キャベツ ……………… 125, 132
- タマネギ ……………… 22
- ネギ …………………… 88
- 白菜 …………………… 64
- ほうれん草 …………… 58
- レタス ………………… 135

野菜［根菜］
- ゴボウ ………………… 26
- サツマイモ …………… 40
- じゃがいも …………… 36
- 大根 …………………… 76, 108
- ニンジン ……………… 28, 108, 110
- レンコン ……………… 24

野菜［その他］
- カボチャ ……………… 90
- キュウリ ……………… 34
- ししとう ……………… 138
- ズッキーニ …………… 56
- セロリ ………………… 30
- 豆苗 …………………… 20
- トマト ………………… 18
- ニラ …………………… 82
- ニンニク ……………… 48
- ブロッコリー ………… 38

果物
- いちご ………………… 84, 104
- キウイ ………………… 139
- 巨峰 …………………… 133
- 栗 ……………………… 60
- グレープフルーツ …… 137
- さくらんぼ …………… 68
- スイカ ………………… 80, 124
- デラウェア …………… 133
- バナナ ………………… 86
- 桃 ……………………… 120
- レモン ………………… 112

魚介類・海藻類
- イクラ ………………… 130
- エビ …………………… 122
- 牡蠣 …………………… 96
- カレイ ………………… 102
- 昆布 …………………… 62
- サンマ ………………… 106
- すじこ ………………… 130
- たらこ ………………… 109
- ひじき ………………… 66

肉類
- 牛肉 …………………… 50, 100
- 鶏胸肉 ………………… 32
- 豚肉 …………………… 71

卵・乳製品・大豆製品
- 絹豆腐 ………………… 131
- 牛乳 …………………… 54
- 大豆 …………………… 70
- 卵 ……………………… 52, 110, 118
- 味噌 …………………… 111
- 木綿豆腐 ……………… 131

穀類
- お好み焼き …………… 141
- ごはん ………………… 98

飲料
- 硬水 …………………… 134
- コーヒー ……………… 113, 136
- ココア ………………… 136
- 軟水 …………………… 134
- 緑茶 …………………… 112

その他
- こんにゃく …………… 111, 140
- しいたけ ……………… 42
- しらたき ……………… 140
- フレンチドレッシング … 132
- 干ししいたけ ………… 78
- マヨネーズ …………… 132
- 和風ドレッシング …… 132

143

[監修]
東京慈恵会医科大学附属病院　栄養部

はま　ひろのぶ
濱　裕宣

東京慈恵会医科大学附属病院 栄養部課長。常に患者の立場に立った栄養指導と食事の提供を心がける。多数の講演を実施し、健康的で、簡単にできる栄養バランスのコツなどの普及に努める。一方で、数多くのメディアへの出演や執筆など幅広い活動を行い、食生活の向上、指導、普及にあたる。

あかいしさだのり
赤石定典

東京慈恵会医科大学附属病院 栄養部係長。病院内の食事指導により、病態改善・治療・治癒への貢献を目指す。簡単ですぐにできる調理ロスを防ぐコツや、バランスのよい食事の普及に努める。また、数多くの講演を行い、テレビやラジオ、雑誌など多数のメディアにも出演、幅広い活動を行う。

その調理、まだまだ9割の栄養捨ててます!

発行日	2019年3月30日　初版第1刷発行	撮影	武蔵俊介(世界文化社)
		イラスト	秋山貴世(cover) クー
監修	東京慈恵会医科大学附属病院　栄養部	アートディレクター	山谷吉立 (株式会社マーグラ)
発行者	井澤豊一郎	デザイン	藤原裕美 (株式会社マーグラ)
発行	株式会社　世界文化社 〒102-8187　東京都千代田区九段北4-2-29 電話　03-3262-5118(編集部) 電話　03-3262-5115(販売部)	編集協力	田尻彩子・松原芽未 (モッシュブックス)
		編集	後藤明香
印刷・製本	株式会社リーブルテック	校正	株式会社麦秋アートセンター

©Sekaibunka-sha,2019.Printed in Japan
ISBN978-4-418-18311-1

無断転載・複写を禁じます。
定価はカバーに表示しております。
落丁・乱丁がある場合はお取り替えいたします。

[主要参考文献・データベース]
『日本食品標準成分表(七訂)』文部科学省
科学技術・学術審議会資源調査分科会報告/全国官報販売協同組合
CiNii Articles…https://ci.nii.ac.jp/
google scholar…https://scholar.google.co.jp/
JDream Ⅲ…https://jdream3.com/
J-stage…https://www.jstage.jst.go.jp/
PubMed…https://www.ncbi.nlm.nih.gov/pubmed/
USDA(アメリカ農務省)…https://ndb.nal.usda.gov/ndb/
Science Direct…https://www.sciencedirect.com/

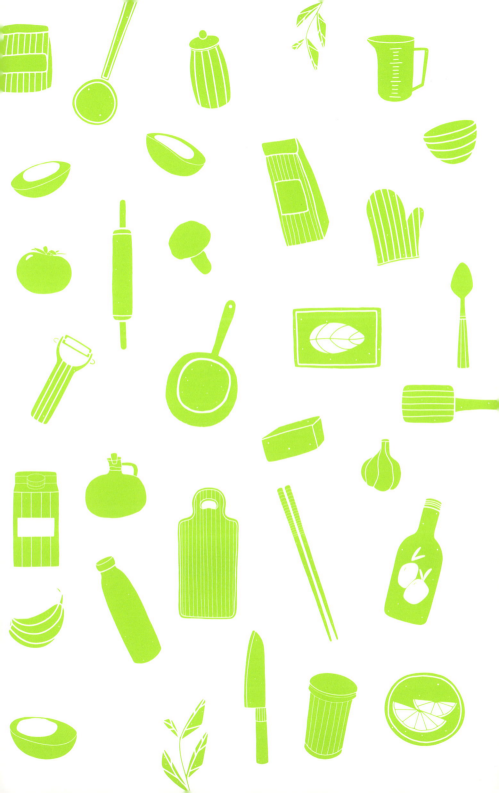

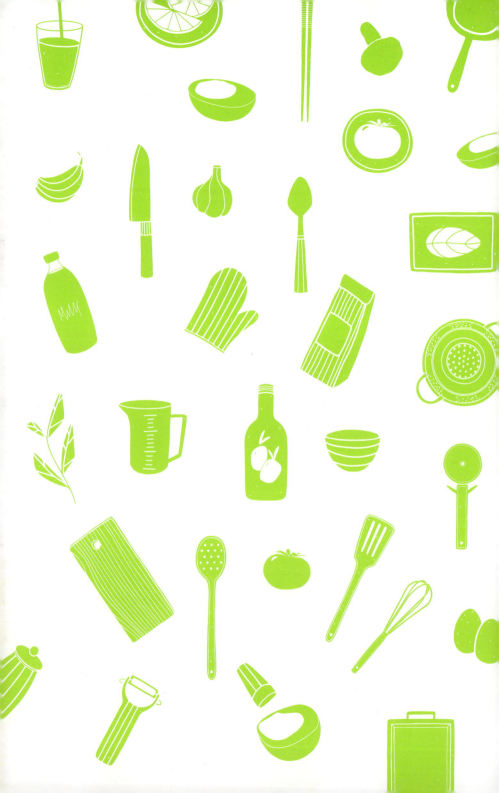